Color Illustration of Inspection and Tongue Diagnosis of
Traditional Chinese Medicine

中医望诊与舌诊

彩色图解

刘文兰　主编

U0387442

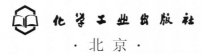
化学工业出版社

·北京·

望诊是中医诊断最重要的方法之一，望诊中因舌象反映内脏病变较为准确，因而形成了中医特色诊法之一舌诊。

本书结合《中医诊断学》本科规划教材内容，从全身望诊、局部望诊、望舌等方面，对望诊与舌诊的内容及所主病证进行了详细介绍。同时编者团队从多年的临床诊疗和研究资料中精选了300余幅具有典型特征的望诊和舌诊照片以及一批真实舌诊病例，方便读者直观地学习运用望诊、舌诊的基本技能。

本书可作为中医初学者、临床中医师及中医爱好者学习望诊、舌诊知识的参考用书。

图书在版编目（CIP）数据

中医望诊与舌诊彩色图解/刘文兰主编. —北京：
化学工业出版社，2018.8（2024.6重印）
ISBN 978-7-122-32404-7

Ⅰ. ①中… Ⅱ. ①刘… Ⅲ. ①望诊（中医）图解
②舌诊-图解 Ⅳ. ①R241.2-64②R241.25-64

中国版本图书馆CIP数据核字（2018）第130405号

责任编辑：陈燕杰　何　芳　　　　　　　　装帧设计：王晓宇
责任校对：王素芹

出版发行：化学工业出版社（北京市东城区青年湖南街13号　邮政编码100011）
印　　装：北京瑞禾彩色印刷有限公司
710mm×1000mm　1/16　印张8¾　字数136千字　2024年6月北京第1版第10次印刷

购书咨询：010-64518888　　　　　　　　售后服务：010-64518899
网　　址：http://www.cip.com.cn

定　　价：69.00元　　　　　　　　　　　　　　　版权所有　违者必究

《中医望诊与舌诊彩色图解》编写人员

主　　编　刘文兰（首都医科大学中医药学院）

副 主 编　黎金庆（北京中医药大学东直门医院）

编写人员（以姓氏笔画排序）

王文娟　　王阿美　　王佳佳　　王智瑜

刘文兰　　孙　超　　孙福慧　　李冬华

杨　铮　　迟　莉　　陈　婷　　孟　月

高　艳　　高连印　　章红英　　董晓英

黎金庆

自 序 FOREWORD

　　望诊，是医生运用视觉对人体的全身状态和局部表现进行观察，对其健康状态或病情进行分析判断的方法。望诊位于中医四诊之首，对于疾病的诊断和辨证指导十分重要。

　　《史记·扁鹊仓公列传》说："越人之为方也，不待切脉、望色、听声、写形，言病之所在。"可见神医扁鹊将望诊作为诊断病情的重要方法之一。扁鹊望齐桓侯之色而断病，已被传为千古佳话。医学著作中首次出现"望"诊法的著作见于汉代《难经·六十一难》，书中说："经言望而知之谓之神，闻而知之谓之圣，问而知之谓之工，切脉而知之谓之巧，何谓也？然，望而知之者，望见其五色以知其病。"可见，望诊作为中医诊法已长达二千多年之久，对于了解人体健康状态、判断病情、诊断病种、辨别证候十分重要。汉唐时期，望诊理论在《内经》望诊基础上得到很大发展。张仲景首创"舌胎"。巢元方在《诸病源候论》总结了颅囟诊法。孙思邈《千金翼方》中的"色脉"卷是现存最早的专论气色的望诊专篇。《金匮要略》从望神态、色泽、形体、形态、动态、舌、齿、排泄物等方面阐述了望诊的临床应用。葛洪在《肘后备急方》中提到"应看其舌下两边""忽乱伤舌下青脉"等，是舌下络脉诊法的最早记载。宋金元时期，儿科望诊理论得到发展。元代滑寿在《诊家枢要》中提出了小儿食指络脉诊法，为儿科望诊提供了独特的方法。明清时期是望诊理论成熟时期，望诊及舌诊专著大量问世。如蒋示吉《望色启微》、汪宏《望诊遵经》、周学海《形色外诊简摩》、张登《伤寒舌鉴》、王景韩《舌镜》、土田敬之《舌胎图说》等。其中，最突出的著作是汪宏的《望诊遵经》。汪宏十分重视望诊，他说"治病必先知诊，诊病必先知望"。他对望诊的时间做出了要求，提出"望诊须于平旦"，同时要注意心情平静，对光线等望诊环境也做了叙述。汪宏指出望诊的原则是知常达变，提出"凡欲知病色，必先知平色。"至此，中医望诊形成了一套系统性的理论和方法。中华人民共和国成立以来，中医工作者将现代科学技术运用于望诊研究，望诊的客观化、数字化得到很大发展。

　　望诊具有一目了然、客观准确的优点，被称为临床医师诊病的首选方法。笔者从事《中医诊断学》教学、科研和临床工作20余年，深刻感受到望诊对于临床辨证指导的意义重大。但有很多学习者在学习之初，学习望诊不得要领，往往不知道怎样望诊，随后发展到不去望诊，最后放弃使用望诊方法，导致临床辨证不准确、临床疗效不高，造成遗憾。产生这种结果的原因是学习望诊的方法不正确。针对这些问题，笔者近年来先后进行了围绕中医望诊的多项教学改革，组织学生从开始学习望诊时就进行望诊实践。对一个观察对象，首先对其全身形体、面部、眼睛、鼻、嘴唇、牙齿、耳朵、头发、指甲等部位进行仔细观察；其次进行拍照；最后进行问诊、切诊等其他诊法。收集所有资料后，在教师指导下观察望诊照片，结合其他四诊信息，理解望诊的临床意义。经过一系列望诊教学改革和临床实践，学生的望诊技能大大提高，本书中大量的望诊图片来自于学生和老师的望诊实践。

　　本书的内容主要包括五章：第一章，望诊的基础知识；第二章，全身望诊；第三章，局部望诊；第四章，望舌；第五章，常见心血管疾病证候与舌象。在本书的编写过程中，笔者尽量选择临床典型的望诊图片，也选择了部分正常人的照片，目的是与病理照片进行区分，以常达变。为了体现望诊在疾病治疗过程中的动态变化，同时由于心脏与舌具有密切的关系，笔者选择了具有完整西医和中医诊断资料的31例心血管疾病病例，图文并茂、方药详实，便于读者理解望诊对于疾病辨证治疗的指导意义，激发学习望诊的热情。中医爱好者也可以对照本书中的望诊图片，了解望诊的临床意义，对于日常养生、防病治病具有很好的指导意义。

　　在本书编写过程中，北京中医药大学东直门医院东区的黎金庆医师提供了大量望诊图片，首都医科大学宣武医院高艳医师提供了书中影像学照片，研究生王阿美拍摄了大量心血管疾病照片。

　　由于时间和水平有限，书中疏漏之处在所难免，笔者迫切希望得到关注望诊的中医及西医工作者、中医爱好者为本书多提宝贵意见！

刘文兰

于首都医科大学

2018年5月

目 录 CONTENTS

第一章　望诊的基础知识

第一节　什么是望诊

　　望诊，是医生通过视觉对人体的全身状态和局部表现进行观察，对其健康状态或病情进行分析判断的方法。

　　医学著作中首次出现"望"诊法见于汉代《难经·六十一难》："经言望而知之谓之神，闻而知之谓之圣，问而知之谓之工，切脉而知之谓之巧，何谓也？然，望而知之者，望见其五色以知其病。"可见，望诊作为中医诊法已长达两千多年，对于了解人体健康状态、判断病情、诊断病种、辨别证候十分重要。

第二节　望诊的原理和意义

　　望诊的原理和意义主要有以下四个方面。

一、评价健康状态

　　中医理论认为，人体是一个有机整体，内在脏腑通过经络与外在形体官窍息息相通，脏腑的生理病理变化可通过经络表现在外。因此，中医学通过观察人体外在的神色形态，就可以了解脏腑的功能，判断人体的健康状态，指导养生和防病。

二、判断疾病部位

中医藏象学说认为，人体是以五脏为中心，通过经络将六腑、五体、五官、九窍、四肢联通成的一个有机整体。具体而言，心主管全身血脉和神志，因此，通过望神、面色、舌等可以判断病位是否在心；肺主气司呼吸，主行水，朝百脉而主治节，对人体气血津液的运行至关重要，肺气宣发，将气血津液输布于皮毛，鼻、咽喉通过气管与肺相连，因此，通过望皮肤、鼻、咽喉等判断病位是否在肺；脾主管食物的消化吸收，并将水谷精微输送到全身肌肉、口唇等组织，因此，通过望四肢肌肉、口唇、口腔涎液、腹部、大便等判断病位是否在脾；肝主疏泄，调节气血津液的运行，调畅情志，肝在体为筋，开窍于目，其华在爪，临床通过观察情志、面色、舌色、关节、爪甲、眼睛判断病位是否在肝；肾藏精，主人体生长发育和生殖功能，肾主司全身水液代谢，肾主纳气，在体合骨，其华在发，开窍于耳和二阴，在志为恐，在液为唾，临床上通过观察生长发育状态、呼吸、骨骼、头发、耳、二阴、唾液及情志状况判断病位是否在肾。

三、分析病情轻重

中医学将人体生命的整体表现称之为神。中医学通过望神，即通过观察两目、神情、面色、体态、舌象等多方面信息，对病情程度进行大体判定。

四、辨别病邪性质

各种致病因素因性质不同，致病特点相异，临床上根据这些致病特点可以辨别不同的致病因素。

第三节 望诊的内容和方法

一、望诊的内容中
医望诊主要看什么？

望诊主要包括全身望诊（望神、色、形体、姿态）、局部望诊（望头部、面部、目、耳、鼻、口唇、齿与龈、咽喉、颈项、胸胁、腹部、腰背、四肢、皮肤、痰、涎、小儿食指络脉）、望舌等内容。

二、望诊的方法

临床怎样望诊？

1.对诊室的要求

中医望诊对诊室有严格的要求。诊室应该具备窗户、有充足的自然光线、室温不能过高或过低。如果自然光线不足，可以借助色温6500K左右的标准日光灯，必要时要在自然光线下复查。

2.对患者的要求

患者在身心平静的状态下，充分暴露受检部位，尽量不用化妆品，将皮肤、指甲、头发等处的真实特征展现给医生，便于医生获得疾病的真实信息进行正确诊断。

3.对医师的要求

医师应该熟练掌握中医基础理论的知识，熟悉疾病的常见临床表现，望诊时要求态度严肃，专心致志。首先整体观察，进一步根据病情的情况进行局部观察，结合其他诊法的情况进行分析诊断。

三、望诊的注意事项

1.要注意正常状态与病理状态的区别

人体的健康状态因地理、气候、体质、年龄、性别等因素的不同各有差异，因此，医师要大量观察，积累经验，熟知正常人体在不同情况下的表现，与病理表现相区别。

2.注意动态观察

同一症状在不同临床阶段意义不同。因此，分析某一症状时要结合疾病的阶段，深入了解这个症状的临床意义。

第二章　全身望诊

第一节　望神

一、望神的概念

望神是通过观察人体生命活动的整体表现来判断人的健康状态和病情的诊法。望神有广义和狭义两种。

1.广义之神

广义之神，指一切生命活动的表现，包括精神、意识、思维、情感、眼睛、面色、形体、姿态、舌象、脉象等。可见，生命活动所体现之处都是广义之神的表现。临床上，望诊是了解广义之神的主要方法之一。

2.狭义之神

狭义之神，指人体的精神、意识、思维活动。狭义之神不仅可以通过望诊了解，还可以通过问诊等方法分析判断。

二、望神的意义

1.了解精、气、血、津液的状态

神来源于先天之精，又依赖后天水谷精气的充养。精充则神旺，精亏则神疲。《灵枢·本神》说："故生之来谓之精，两精相搏谓之神。"《灵枢·平人绝谷》说："神者，水谷之精气也。"气血津液是神的物质基础。气血津液充足则神旺，气血津液亏虚则神衰。《素问·六节藏象论》说："气和而生，

津液相成，神乃自生。"《灵枢·营卫生会》说："血者，神气也。"

2. 了解脏腑的功能

中医学认为人体是以五脏为中心构成的五大功能活动系统，即心、肝、脾、肺、肾五大系统，脏腑的生理病理信息通过外在的征象体现出来，即为神。因此，通过望神可以了解脏腑的功能。神旺则脏腑功能正常，神衰则脏腑功能衰弱。

3. 了解形体的强弱

生命活动的外在表现是通过形体体现出来的。因此，有形方有神，形健神乃旺，形弱神当疲。

4. 判断病情和预后

神旺则精气充沛，气血津液充足，脏腑功能正常，提示身体健康，即使患病，病情轻浅，预后良好。神衰则精气不足，气血津液亏虚，脏腑功能失常，提示病情较重，预后不良。故《素问·移精变气论》说："得神者昌，失神者亡。"

三、望神的要点

神是人体生命活动的表现，可以体现在各个不同的生命现象中，主要表现在以下四个方面。

1. 两目

《灵枢·大惑论》说："五脏六腑之精气，皆上注于目而为之精。"因此，两目可以反映神的盛衰。目光明亮，精彩内含，运动灵活，为有神；目光暗淡，浮光外露，运动欠灵，为无神。

2. 神情

神情指精神意识和面部表情，是脏腑精气盛衰和心神的反映。神志清楚、反应灵敏、表情自然，为有神；神志模糊、反应迟钝、表情淡漠，为无神。

3. 气色

气色指以面部为主的全身肌肤的色泽。气色与气血津液和脏腑精气的状态密切相关。皮肤色泽明亮润泽为有神；色泽晦暗枯槁为无神。

4.体态

形体的强弱、姿态的自如与否，与气血津液、脏腑精气的状态密切相关。形体强壮、姿态自如，为有神；形体羸弱、动作艰难，为无神。

四、神的类型及意义

1.得神

临床表现 得神也称"有神"。表现为目光明亮，精彩内含，眼球运动灵活，神志清楚，反应灵敏，表情自然，面色明亮润泽，形体强壮，姿态自如（图2-1，图2-2）。

临床意义 得神提示气血充足，精气充盛，脏腑功能正常。见于正常人或轻病患者，预后良好。

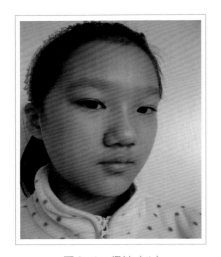 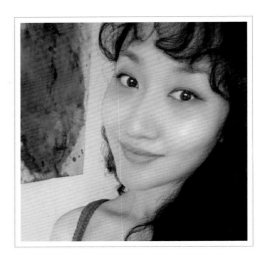

图2-1 得神（1）　　　　　　　　图2-2 得神（2）

2.少神

临床表现 少神也称"神气不足"。表现为目光乏神，精神不振，面色少华，动作迟缓（图2-3，图2-4）。

临床意义 少神提示气血亏虚，精气不足，脏腑功能减弱。见于体质虚弱或轻病患者，或病后恢复期。

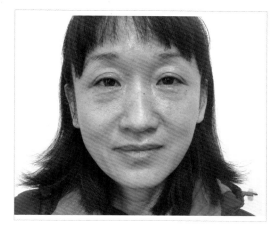

图2-3　少神（1）

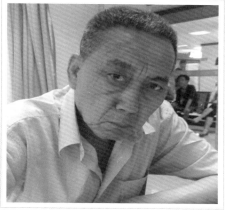

图2-4　少神（2）

3. 失神

临床表现　失神也称"无神"。表现为目光暗淡，眼球运动欠灵，神志昏迷，反应迟钝，面色晦暗，形体羸瘦，循衣摸床，撮空理线，动作艰难（图2-5～图2-7）。

临床意义　失神提示气血大亏，精气枯竭，脏腑功能衰竭。见于久病或重病患者，预后不良。

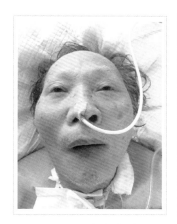

图2-5　失神（1）

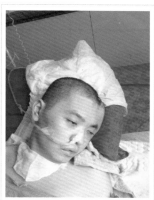

图2-6　失神（2）

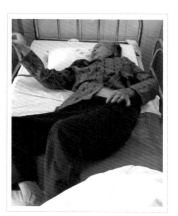

图2-7　循衣摸床

4. 假神

临床表现　假神是久病、重病患者本已失神，却突然出现神气暂时"好转"的假象。表现为目光本为暗淡，突然浮光外露；神志本为昏迷，突然神识清醒，想见亲人；面色本为晦暗，突然颧赤如妆；饮食本为纳呆，不进饮食，突然思进饮食，食量增多（图2-8）。

临床意义　假神提示气血衰败，脏腑功能衰竭，阴不敛阳，虚阳外越，阴阳即将离决。古人称之为"回光返照""残灯复明"。

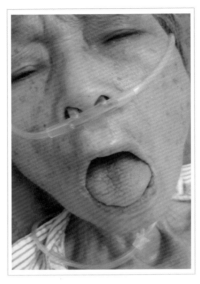

图2-8　假神

5.神乱

临床表现　神乱是狭义之神的异常。表现为精神抑郁，表情淡漠，喃喃自语，见于癫病；狂躁妄动，打人毁物，见于狂病；突然昏倒，不省人事，牙关紧闭，四肢抽搐，口吐涎沫，见于痫病。

临床意义　神乱提示痰气互结、痰火互结、肝风夹痰、蒙蔽清窍。

第二节　望色

一、望色的概念及意义

1.望色的概念

望色，又称色诊，指医生观察全身皮肤色泽变化来诊察病情的方法。

2.望色的意义

（1）判断气血盛衰　《灵枢·邪气脏腑病形》说："十二经脉，三百六十五络，其血气皆上于面而走空窍。"面色能灵敏地反映气血状态。气血充足则面色红润；气血亏虚则面色淡白；气滞血瘀则面色青紫。

（2）辨别病邪性质　病邪侵犯人体后引起气血的变化，可以表现在面色的变化上。感受热邪，面色赤；感受湿邪，面色黄；感受寒邪，面色青；瘀血停留，面色黑。

（3）确定病变部位　五行学说认为，五色可以反映五脏的病变，如青应肝，赤应心，黄应脾，白应肺，黑应肾。此外，也可结合《灵枢·五色》的面部脏腑分布图，分析疾病的部位。

（4）推测疾病预后　面色明润含蓄主病情轻浅，预后良好；面色晦暗枯槁主病情深重，预后不良。

二、色的分类

1. 常色

常色，指健康人面部的色泽。中国人的常色是红黄隐隐、明润含蓄（图2-9，图2-10）。

常色又分主色和客色。主色指人自出生就有的基本肤色。客色指非疾病因素所致面色的正常变化。常见因素有气候、昼夜、饮食等。

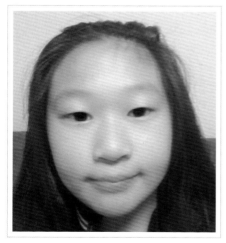

图2-9　常色（1）

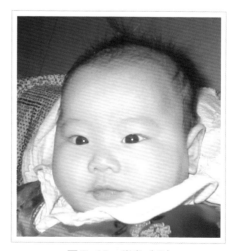

图2-10　常色（2）

2.病色

病色指因疾病因素所致面色的变化，病色以晦暗、暴露为特点。病色根据面色的光泽情况，又分为以下两种。

（1）善色　指虽面色异常，但明润有泽，提示脏腑精气未衰，预后良好（图2-11～图2-13）。

（2）恶色　指面色晦暗枯槁。提示脏腑精气衰败，预后不良（图2-14）。

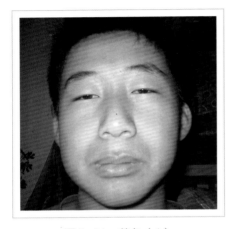

图2-11　善色（1）

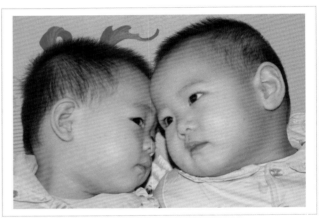

图2-12　善色（2）

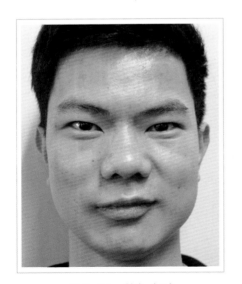

图2-13　善色（3）

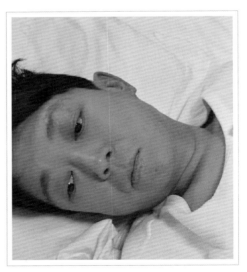

图2-14　恶色

三、五色主病

1. 青色　主血瘀、肝病、痛证、寒证、惊风。

（1）面色淡青（图2-15）　主虚寒证。

（2）面色青黑　主实寒证、剧痛。

（3）面色青灰、口唇青紫（图2-16）　主心阳暴脱。

（4）小儿眉间、鼻柱、唇周发青　主惊风。

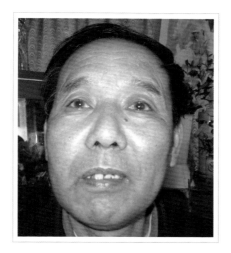

图2-15　面色淡青

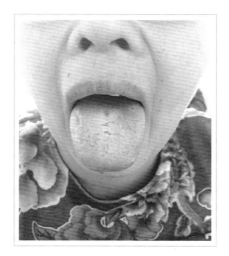

图2-16　面色青灰、口唇青紫

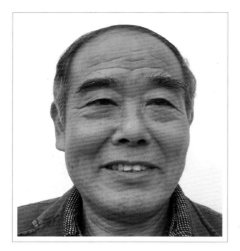

图2-17 满面通红（1）

2.赤色 主热证、戴阳证。

（1）满面通红（图2-17，图2-18）主实热证。

（2）两颧潮红（图2-19）主虚热证。

（3）颧部嫩红如妆（图2-20，图2-21）主戴阳证。因阴寒内盛，虚阳浮越所致。

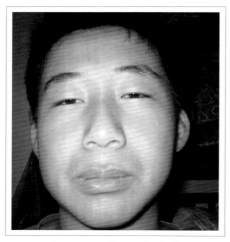

图2-18 满面通红（2）

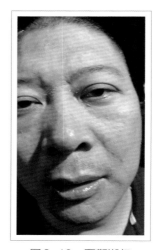

图2-19 两颧潮红

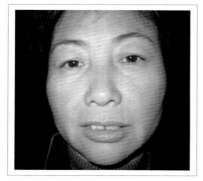

图2-20 颧部嫩红如妆

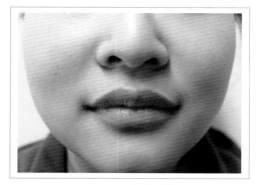

图2-21 两颧嫩红

3.黄色　主脾虚、湿证。

（1）面色萎黄（图2-22）　主脾胃亏虚，气血不足。

（2）面色淡黄而虚浮（图2-23）　主脾虚湿蕴。

（3）黄疸　面目一身俱黄，为黄疸。若黄色鲜明如橘，为阳黄（图2-24），主湿热内蕴；黄色晦暗如烟熏，为阴黄（图2-25），主寒湿内蕴。

（4）面色苍黄　主肝郁脾虚。

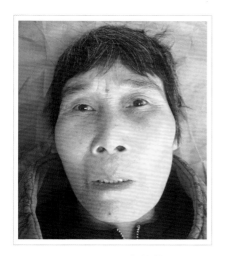

图2-22　面色萎黄

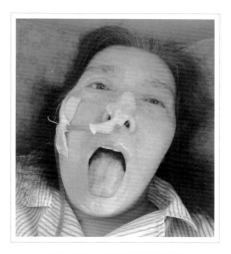

图2-23　面色淡黄而虚浮

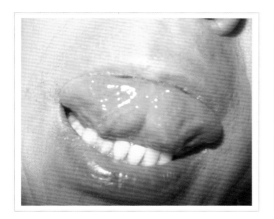

图2-24　阳黄

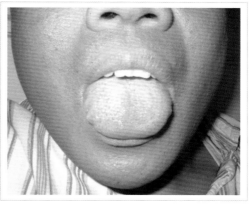

图2-25　阴黄

4. 白色　主虚证、寒证。

（1）面色淡白（图2-26，图2-27）　主气血不足。

（2）面色白而虚浮（图2-28）　主阳虚水泛。

（3）面色苍白（图2-29）　主寒证、亡阳。

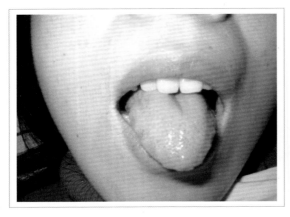

图2-26　面色淡白（1）

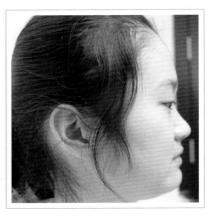

图2-27　面色淡白（2）

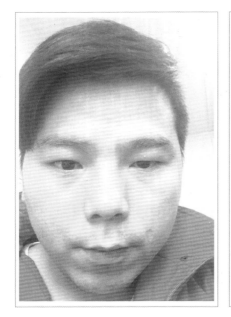

图2-28　面色白而虚浮

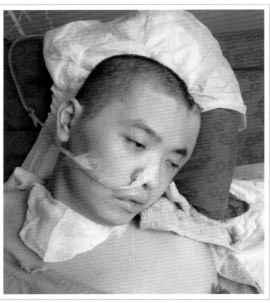

图2-29　面色苍白

5.黑色　主肾虚、寒证、水饮、血瘀。

（1）面色淡黑（图2-30）　主肾阳虚。

（2）面黑干焦　主肾阴虚。

（3）眼眶周围色黑（图2-31，图2-32，图2-33）　主肾虚水饮、寒湿带下。

（4）面色黧黑（图2-34，图2-35）　主血瘀日久。

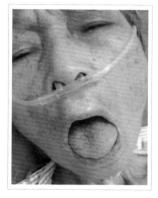

图2-30　面色淡黑

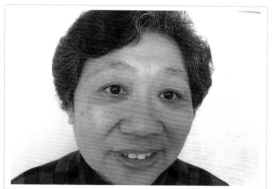

图2-31　眼眶周围色黑（1）

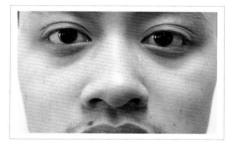

图2-32　眼眶周围色黑（2）

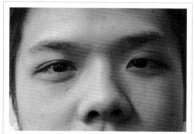

图2-33　眼眶周围色黑（3）

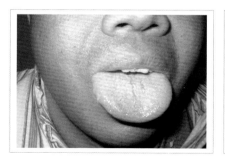

图2-34　面色黧黑（1）

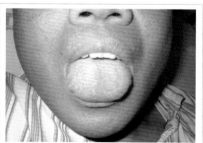

图2-35　面色黧黑（2）

第三节　望形体

　　望形体是通过观察人体形体强弱胖瘦、体质特征等状况以诊察疾病的方法。

一、形体强弱

1. 形体强壮

　　形体强壮的表现　骨骼粗大，肌肉结实，皮肤润泽，精力充沛，身强力壮。提示气血充足，脏腑坚实，正气旺盛，不易患病，有病易治，预后良好（图2-36）。

2. 形体衰弱

　　形体衰弱的表现　骨骼细小，肌肉瘦削，皮肤干枯，精神不振，身弱无力。提示气血亏虚，脏腑脆弱，正气不足，容易患病，有病难治，预后较差（图2-37）。

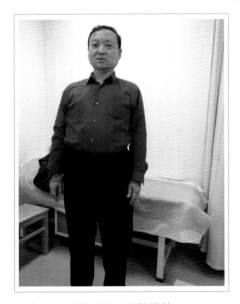

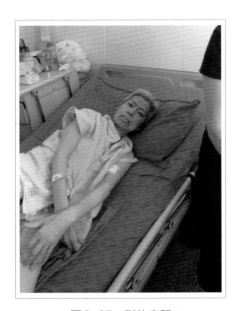

图2-36　形体强壮　　　　　　　　　　图2-37　形体衰弱

二、形体胖瘦（图2-38）

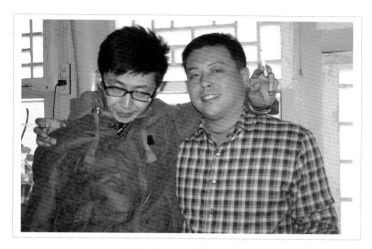

图2-38　形体胖瘦对比

1. **形胖食少**　主脾虚湿蕴。
2. **形胖食多**　主胃强脾弱。
3. **形瘦食少**　主脾胃虚弱。
4. **形瘦食多**　主脾虚胃燥。
5. **大肉陷下**　主脏腑精气衰竭（图2-39）。

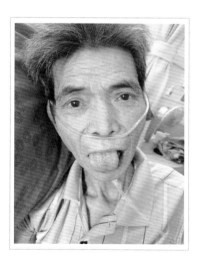

图2-39　大肉陷下

三、体质类型

"体质"是指人体生命过程中，在先天禀赋和后天获得的基础上所形成的形态结构、生理功能和心理状态方面综合的、相对稳定的固有特质。根据体形体质，一般可以分为偏阴质、偏阳质和阴阳平和质三种。

1.偏阴质

偏阴质体质表现　体型矮胖，头圆颈粗，肩宽胸厚，腹部膨隆。平时喜热恶凉，性格内向。提示：阳虚阴盛（图2-40）。

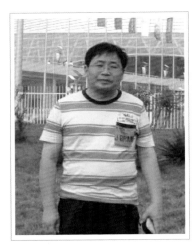

图2-40　偏阴质

2.偏阳质

偏阳质体质表现　体型瘦长，头长颈细，肩窄胸平，腹部平坦。平时喜凉恶热，性格外向。提示：阴虚阳亢（图2-41）。

3.阴阳平和质

阴阳平和质的表现　体型介于偏阴质和偏阳质之间。提示：阴阳平衡（图2-42）。

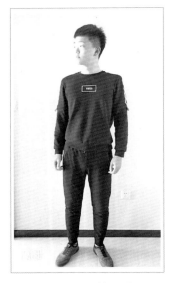

图2-41　偏阳质

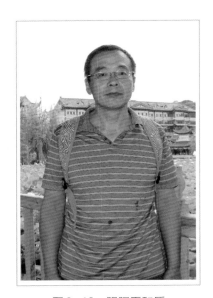

图2-42　阴阳平和质

第四节　望姿态

望姿态是通过观察人体形体姿势和动态以诊察疾病的方法。

一、望姿态原理

　　人体姿态与阴阳有密切的关系。中医学认为"阳主动，阴主静"，活动有力、仰面伸足者为阳证；静而无力、俯卧踡足者为阴证。

　　人体姿态与脏腑、筋骨、经脉也有密切的联系。心神支配血脉，脾主四肢，肝主筋，肾主骨，心神正常，血脉流畅，筋骨强健，经脉通利，则姿态自如；若心神不足，肝肾亏虚，则姿态异常。

二、望姿态内容及意义

1. 姿势异常

　　（1）坐而仰首兼胸胀气粗者，为肺实气逆（图2-43）。

　　（2）坐而喜俯兼少气懒言者，为肺虚体弱（图2-44）。

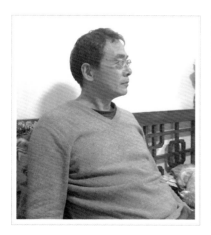
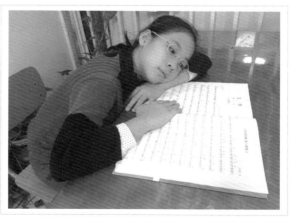

图2-43　坐而仰首　　　　　　　　　　图2-44　坐而喜俯

（3）仰卧伸足兼掀去衣被者，为实热证（图2-45）。

（4）蜷卧缩足兼喜加衣被者，为虚寒证（图2-46）。

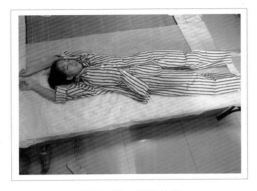
图2-45　仰卧伸足

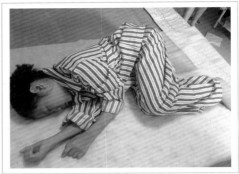
图2-46　蜷卧缩足

（5）但坐不得卧兼气逆喘咳者，为肺胀（图2-47）。

（6）但卧不得坐坐则头晕眼花，为气血不足（图2-48）。

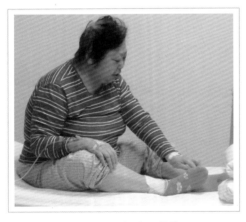
图2-47　但坐不得卧

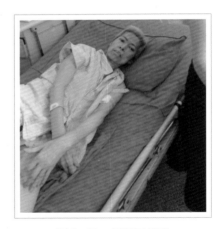
图2-48　但卧不得坐

2. 动态异常

（1）半身不遂兼猝然昏倒，不省人事，为中风病，风中脏腑；兼口眼㖞斜，意识清醒，为风中经络（图2-49）。

（2）循衣摸床为失神（图2-7）。

（3）四肢抽搐为肝风内动。

（4）肢体痿软为痿病，多因脾胃亏虚，气血不足（图2-50）。

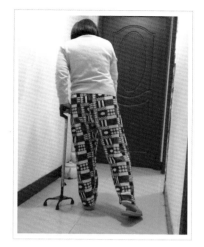

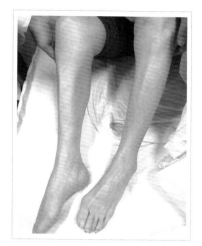

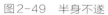
图2-49　半身不遂

图2-50　肢体痿软

（5）痛证姿态为气滞血瘀，或经络失养（图2-51）。

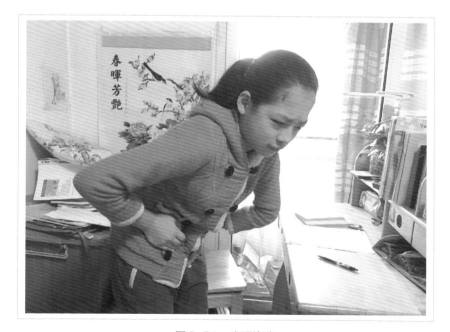

图2-51　痛证姿态

第三章　局部望诊

第一节　望头部

一、望头部原理

头为精明之府，内藏脑髓，为肾所主，脑为元神之府；发为血之余，肾之华；头为诸阳之会，脏腑精气皆上荣于头。故望头部的情况，可以诊察脑、肾和脏腑精气的盛衰。

二、望头形

1. 巨颅

小儿头颅大，增长较快，有明显的智力不足，多由先天不足，肾精亏损，发育不良所致。

2. 小颅

小儿头颅狭小，头顶尖圆，颅缝早闭，智力低下，多因先天肾精不足，颅骨发育不良所致。

3. 方颅

小儿前额左右突出，头顶平坦，呈方形，为肾精不足，或脾胃虚弱，颅骨发育不良。

三、望囟门

1.囟门凸出

称为囟填，属实证。多因温病火邪上攻，脑髓病变，或颅内水液停聚所致。

2.囟门凹陷

称为囟陷，属虚证。多因吐泻伤津，气血不足，或肾精亏虚，脑髓失充所致。

3.囟门迟闭

常见于解颅，指小儿头颅增大、颅缝开解。多因先天不足，肾气亏损，或后天失调，水湿停聚所致。

四、望头部动态

头摇　头摇不能自主，不论成人或小儿，多为肝风内动所致。

五、望头发

1.头发色泽

（1）发黄干枯　稀疏易落，多属精血不足（图3-1）。

（2）青少年白发　伴腰酸、耳鸣者，属肾虚；伴失眠健忘者，为劳神伤血；无任何不适者，为先天禀赋，不属病态（图3-2）。

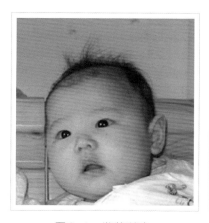

图3-1　发黄稀疏

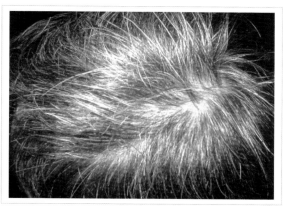

图3-2　青少年白发

23

（3）小儿头发稀疏黄软　先天不足，肾精亏损，或喂养不当，气血亏虚，发失所养（图3-3）。

（4）小儿发结如穗　兼面黄肌瘦者，多为疳积（图3-4）。

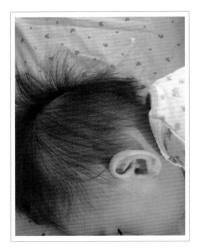 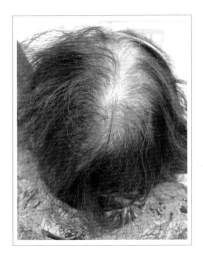

图3-3　小儿头发稀疏黄软　　　　　　　图3-4　小儿发结如穗

2.脱发

（1）斑秃　多为血虚受风，或七情内伤，暗耗精血，发失营养（图3-5）。

（2）顶秃　劳心过度，损伤精血或先天遗传（图3-6）。

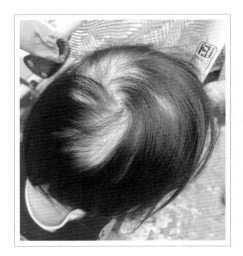 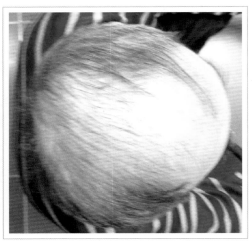

图3-5　斑秃　　　　　　　　　　　　图3-6　顶秃

第二节　望面部

一、望面部原理

心之华在面，《灵枢·邪气藏府病形篇》说："十二经脉，三百六十五络，其血气皆上于面而走空窍。"因此，望面部可以观察脏腑气血的盛衰。

二、望面部内容及意义

1. 面肿

（1）抱头火丹　头面皮肤焮红灼热，肿胀疼痛，色如涂丹，称为"抱头火丹"，重者头肿如斗，称"大头瘟"，多为风热火毒上攻所致（图3-7）。

（2）颜面浮肿　多见于水肿病（图3-8）。

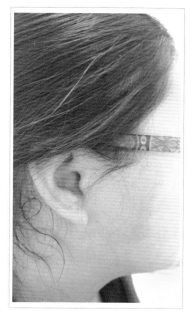

图3-7　抱头火丹

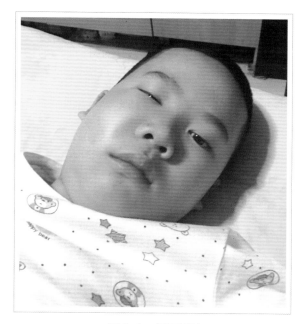

图3-8　颜面浮肿

2．腮肿

（1）痄腮　一侧或双侧腮腺以耳垂为中心肿起，边缘不清，皮色不红，触之有痛感及弹性感，称为"痄腮"，为外感温毒所致。

（2）发颐　颧下颌上耳周发红肿起，压迫局部，在上颌第2臼齿相对的颊黏膜腮腺导管开口处有黏稠的脓性分泌物溢出，伴有寒热、疼痛者，称为"发颐"，为阳明热毒上攻所致。

3．面脱

面削颧耸　面部肌肉消瘦，两颧高耸，眼窝、面颊凹陷，伴全身骨瘦如柴，为脏腑精血耗竭所致（图3-9）。

4．口眼㖞斜

口眼㖞斜表现为患侧口角向健侧歪斜，且患侧眼睑不能闭合。单纯口眼㖞斜而无半身瘫痪者，为口僻，因风邪中络；若口眼㖞斜兼半身不遂者，为中风病（图3-10）。

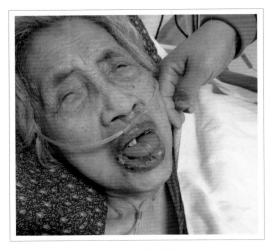

图3-9　面削颧耸

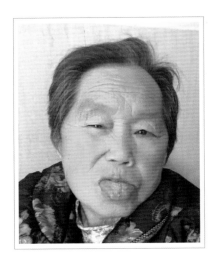

图3-10　口眼㖞斜

第三节 望目

一、望目原理

肝受血而目能视，肝开窍于目；心主身之血脉，诸脉属目，目为心之使；五脏六腑之精气皆上注于目。中医的五轮学说将目不同部位分属于不同的脏腑，即瞳仁属肾，称为水轮；黑睛属肝，称为风轮；两眦属心，称为血轮；白睛属肺，称为气轮；眼睑属脾，称为肉轮。因此，望目不仅是望神的重点，还可反映肝、心等脏腑的病变。

二、望目色

正常人黑睛褐色或棕色，白睛色白，角膜无色透明（图3-11，图3-12）。

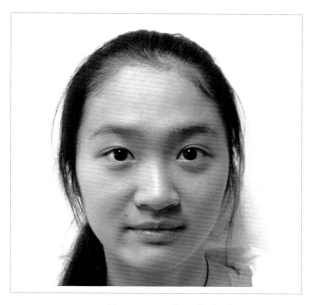

图3-11 正常目色（1）

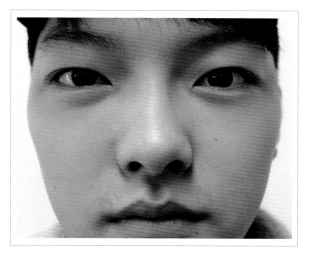

图3-12 正常目色（2）

（1）目赤肿痛　主实热证（图3-13）。

（2）白睛发黄　主黄疸。

（3）两眦淡白　主血虚（图3-14）。

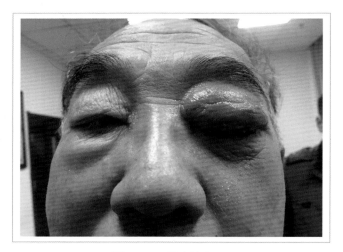 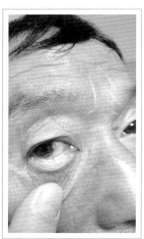

图3-13　目赤肿痛　　　　　　　　　　　图3-14　两眦淡白

（4）目胞色黑　主肾虚（图3-15）。

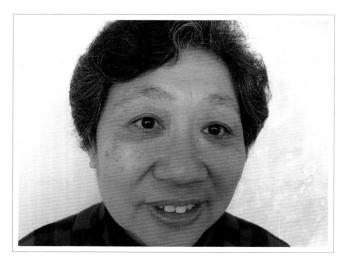

图3-15　目胞色黑

三、望目形

1.目胞浮肿

为水肿的先兆和常见表现。

2.眼窝凹陷

眼窝微陷者，见于吐泻伤津或气血虚衰的患者；眼窝深陷，视不见人，则为脏腑精气竭绝，属病危（图3-16）。

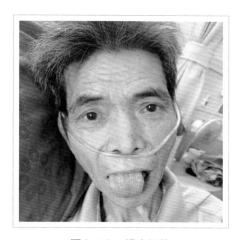

图3-16　眼窝深陷

3.眼球突出

眼球突出兼气喘胸满者，属肺胀，因痰瘀阻肺，肺气壅滞，失于敛降所致；眼球突出兼颈前结喉两侧漫肿，随吞咽动作而上下移动者，属瘿病，因气滞血瘀、痰凝结于颈部而成。

4.针眼

胞睑边缘生疖，形如麦粒，红肿痒痛者，风热邪毒或脾胃蕴热上攻于目，称为"针眼"。

5.眼丹

整个胞睑红肿如涂丹，痛如火灼者，称为"眼丹"。风热邪毒或脾胃蕴热上攻于目所致。

四、望目态

1.瞳孔缩小

多属中毒所致，如川乌、草乌、毒蕈、有机磷类农药及吗啡等药物中毒。眼部疾病见之，主要为瞳神紧小，指瞳神失去正常的展缩功能，持续缩小，甚至缩小如针孔，见内障眼病。

2.瞳孔散大

常见于绿风内障、目系暴盲等眼科疾病和某些中毒症。危急症患者，瞳孔完全散大，为肾精耗竭，属濒死危象（图3-17）。

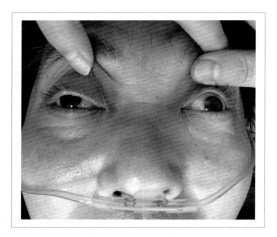

图3-17　瞳孔散大

3.瞪目直视

双目固定前视，常伴神志昏迷，为脏腑精气衰竭，提示失神。

4.目睛上视

固定上视者，称戴眼反折，多因肝风内动或脏腑精气耗竭所致，属病重（图3-18）。

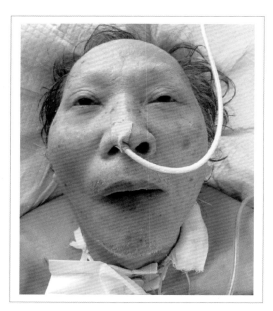

图3-18　目睛上视

5.斜视

固定侧视者，称斜视。多因肝风内动，或先天发育不良所致。

6.闭目障碍

双目闭合障碍，多为瘈病；单侧闭合障碍，多为风中面络；若小儿睡眠露睛，多由脾气虚弱，气血不足，胞睑失养所致，常见于吐泻伤津的患儿。

7.眼睑下垂

眼睑下垂，又称睑废。双睑下垂者，常为先天不足、脾肾亏虚、眼睑失养；单睑下垂者，多为脾气虚弱、气血不足、眼睑失养，或外伤损伤眼睑所致。

第四节　望耳

一、望耳原理

《灵枢·邪气脏腑病形》说："十二经脉，三百六十五络……其别气走于耳而为听。"故耳为"宗脉之所聚"。耳为肾窍，心之客窍，肝、胆、肺、脾等脏腑通过经络均与耳发生联系。此外，耳郭上还有全身脏腑形体等部位的反应点。所以，望耳对于诊察肾、肝、胆及全身的病变具有一定意义。

二、望耳色泽

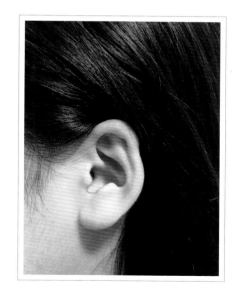

1.正常耳

正常人耳郭色泽红润，是气血充足的表现（图3-19，图3-20）。

2.耳轮淡白

耳轮淡白，多属气血亏虚（图3-21）。

图3-19　正常耳朵

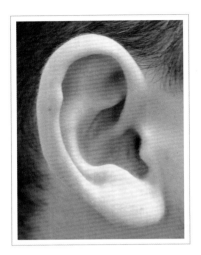

图3-20　耳轮淡红

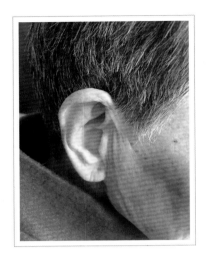

图3-21　耳轮淡白

3.耳轮红肿

耳轮红肿，多为肝胆湿热或热毒上攻（图3-22）。

4.耳轮青黑

耳轮青黑，多见于阴寒内盛或剧痛的患者。

5.耳轮干枯焦黑

耳轮干枯焦黑，多属肾精亏耗，精不上荣，为病重（图3-23）。

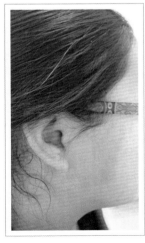

图3-22　耳轮红肿

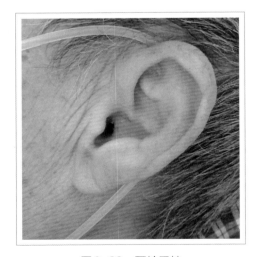

图3-23　耳轮干枯

三、望耳形态

1. 正常耳郭

正常人耳郭厚大，外形对称，是肾气充足的表现。

2. 耳郭瘦薄

耳郭瘦薄，是先天亏虚、肾气不足的表现。

3. 耳轮干枯萎缩

耳轮干枯萎缩，多为肾精耗竭（图3-24）。

4. 耳轮肌肤甲错

耳轮肌肤甲错，为血瘀日久（图3-25）。

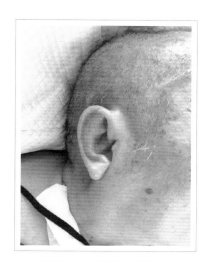

图3-24　耳轮干枯萎缩

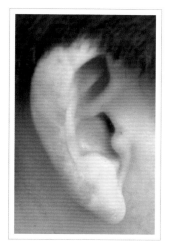

图3-25　耳轮肌肤甲错

四、望耳道

外耳道局限性红肿，耳痛者，为耳道疖肿；耳道内有脓液流出，伴听力下降者，为脓耳。二者皆因风热邪毒外侵、肝胆湿热上蒸导致。脓耳迁延难愈者，多因脾虚湿困、肾元亏损所致。

第五节　望鼻

一、望鼻原理

鼻为肺窍，是呼吸之气出入的门户。鼻梁属肝，鼻头属脾，鼻翼属胃，鼻通过经络与五脏六腑发生密切的联系。因此，望鼻不仅可以诊察肺、脾、肝的病变，还可以判断脏腑的虚实、胃气的盛衰、病情的轻重和预后。

二、望鼻色泽

1.正常鼻

健康人鼻色红黄隐隐，明润含蓄，是胃气充足的表现（图3-26）。

2.鼻头色白

鼻端色白，为气血亏虚、亡血（图3-27，图3-28）。

3.鼻头色红

鼻端色赤，为肺脾蕴热（图3-29）。

4.鼻头色青

鼻端色青，多见于阴寒腹痛患者（图3-30）。

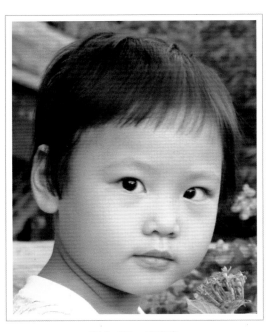

图3-26　正常鼻

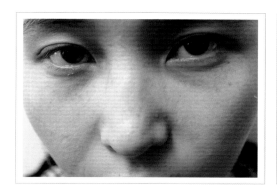

图3-27　鼻头色白（1）

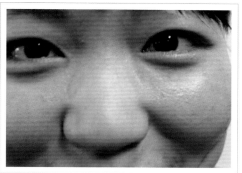

图3-28　鼻头色白（2）

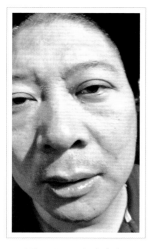

图3-29　鼻头色红

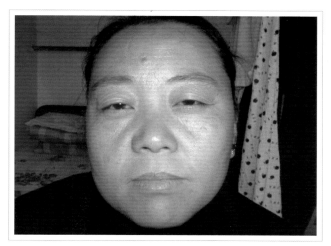

图3-30　鼻头色青

5.鼻头色微黑

鼻端色微黑，常为肾虚寒、水饮内停之象（图3-31，图3-32）。

6.鼻头色黄晦暗

鼻端色黄晦暗，为胃气亏虚（图3-33，图3-34）。

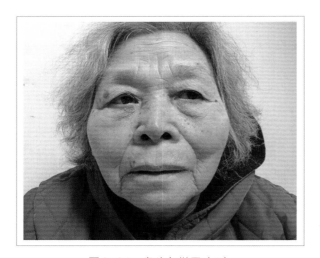

图3-31 鼻头色微黑（1）

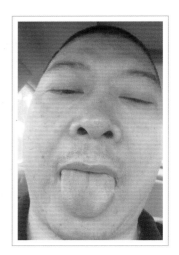

图3-32 鼻头色微黑（2）

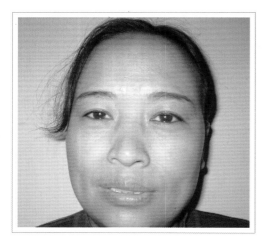

图3-33 鼻头色黄

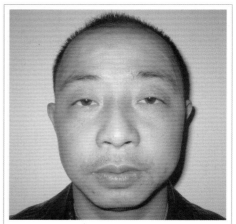

图3-34 鼻头色黄晦暗

三、望鼻形态

1.鼻头红肿生疖

鼻头红肿生疖，多属胃热或血热（图3-35）。

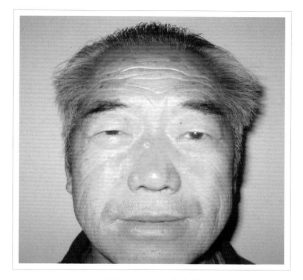

图3-35 鼻头生疖

2.酒渣鼻

鼻及鼻周围生有红斑、丘疹或小脓疱者，称为酒渣鼻，多因肺胃积热、气滞血瘀所致。

四、望鼻道变化

1.鼻流清涕

鼻流清涕，多属外感风寒。

2.鼻流脓涕

鼻流浊涕，多属外感风热；鼻流脓涕，量多不止者，称为鼻渊，多为肺经风热或胆热上蒸鼻窍所致。

3.鼻腔出血

鼻腔出血，称为鼻衄，多因肺胃蕴热，或阴虚肺燥，伤及鼻络所致。

4.鼻息肉

鼻孔内生有光滑柔软、状如葡萄或荔枝肉样的赘生物，称为鼻息肉，亦称鼻痔，多因湿热蕴结鼻窍所致。

第六节　望口唇

一、望口唇原理

口为饮食通道，脏腑要冲，脾开窍于口，其华在唇，手足阳明经环绕口唇。故望口与唇的异常变化，主要诊察脾与胃的病变。

二、望口唇色泽

1. 正常口唇

正常人唇色红润，是胃气充足、气血调匀的表现（图3-36）。

2. 唇色淡白

唇色淡白，是血虚或失血，唇失血荣所致（图3-37）。

3. 唇色红赤

唇色红赤，为热盛（图3-38）。

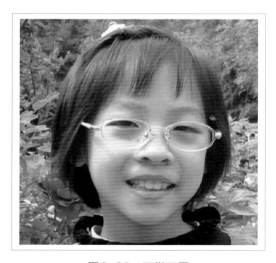

图3-36　正常口唇

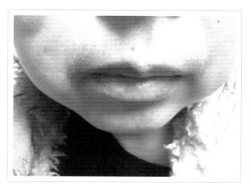

图3-37　唇色淡白

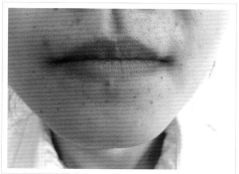

图3-38　唇色红赤

4.唇色青紫

唇色青紫，为血液瘀滞（图3-39）。

5.唇色青黑

唇色青黑，多属寒盛或痛极，因寒凝血脉或痛极血络瘀阻所致（图3-40）。

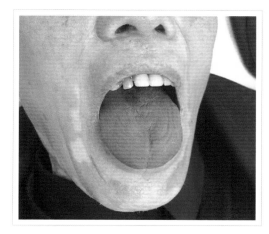

图3-39　唇色青紫

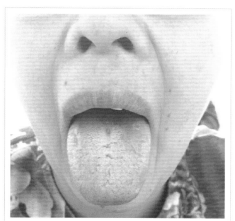

图3-40　唇色青黑

6.唇色樱桃红

口唇呈樱桃红色，多见于煤气中毒。

三、望口唇形态

1.兔唇

唇裂如兔唇者，多为先天发育畸形所致。

2.口唇干燥

口唇干燥，为津液已伤（图3-41，图3-42）。

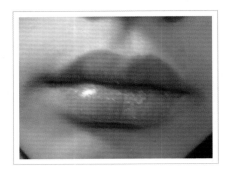

图3-41 口唇干燥（1）

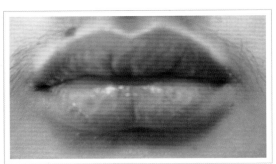

图3-42 口唇干燥（2）

3.口角流涎

口角流涎，小儿多属脾气虚弱，成人多为风中络脉或中风后遗症（图3-43）。

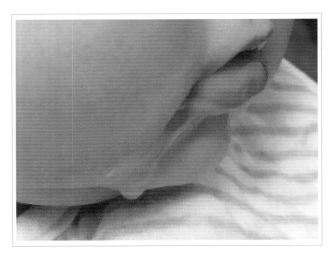

图3-43 口角流涎

4.口唇糜烂

口唇糜烂，多为脾胃积热上蒸所致（图3-44）。

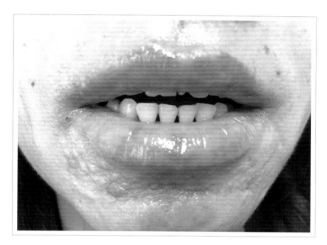

图3-44　口唇糜烂

5.口疮

　　口内唇边、舌、齿龈等黏膜处生白色小疱，溃烂后红肿疼痛，称为口疮，多由心脾积热上蒸所致（图3-45，图3-46）。

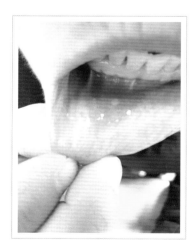

图3-45　口疮（1）

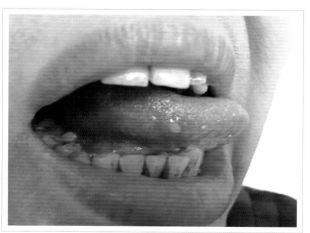

图3-46　口疮（2）

四、望口唇形态

1. 口开而不闭

口开而不闭，属虚证。若状如鱼口，张口气直，但出不入，则为肺气将绝，属病危（图3-47）。

2. 口闭而难开

口闭而难开，牙关紧急，属实证。多因肝风内动所致。

3. 上下口唇紧聚

上下口唇紧聚，为邪正交争所致，可见于新生儿脐风、破伤风等（图3-48）。

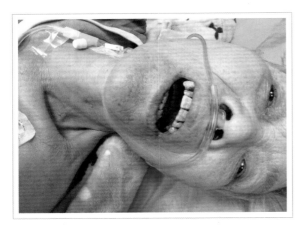

图3-47　口开而不闭

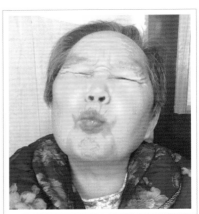

图3-48　上下口唇紧聚

4. 口㖞

口角向一侧歪斜，多为风邪中络或中风、风痰阻络所致。

5. 口振

口唇振摇，多为阳虚寒盛或邪正剧争所致。

第七节　望齿与龈

一、望齿与龈原理

齿为骨之余，骨为肾所主；龈乃胃之络，手足阳明经脉络于齿龈，可见齿与龈与肾、胃、大肠关系密切。

二、望齿

1.正常牙齿

正常人牙齿洁白润泽而坚固，是肾气旺盛、津液充足的表现（图3-49）。

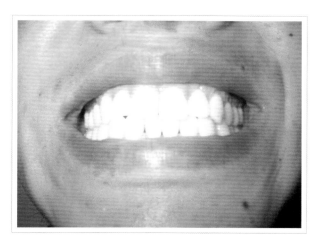

图3-49　正常牙齿

2.牙齿干燥

牙齿干燥，为胃津已伤；牙齿光燥如石，为阳明热盛，津液大伤；牙齿燥如枯骨，为肾阴枯竭，见于温热病的晚期，属病重（图3-50）。

3.牙关紧闭

牙关紧闭，多属肝风内动。

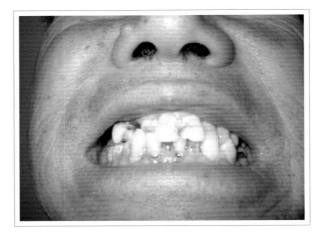

图3-50　牙齿干燥

三、望龈

1.正常齿龈

正常人齿龈淡红而润泽，是胃气充足、气血调匀的表现（图3-51）。

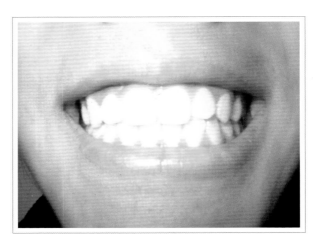

图3-51　正常齿龈

2.齿龈淡白

齿龈淡白，多属血虚或气血两虚（图3-52）。

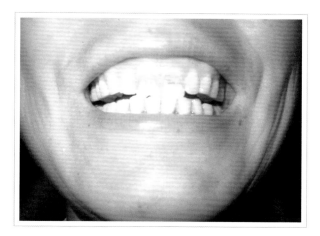

图3-52　齿龈淡白

3.齿龈红肿

齿龈红肿疼痛，多为胃火亢盛（图3-53）。

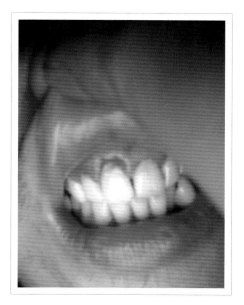

图3-53　齿龈红肿

4.齿龈出血

齿龈出血，称为齿衄。兼齿龈红肿疼痛者，为胃火炽盛；若齿龈不红不痛微肿者，属脾虚血失统摄或阴虚虚火上炎所致。

第八节　望咽喉

一、望咽喉原理

咽前连口腔，下经食管通胃腑，为胃之系，是气息出入及饮食水谷的共同通道；喉上通口鼻，下接气管至肺，为肺之系。足少阴肾经、足厥阴肝经均循喉咙，与咽喉关系密切。因此，望咽喉可以诊察肺、胃、肝、肾的病变。

二、望咽喉方法

检查咽喉时，让患者坐于椅上，头略后仰，口张大并发"啊"声，医生用压舌板在舌体前2/3与后1/3交界处迅速下压，此时软腭上抬，即可进行观察。

三、望咽喉色泽

1.正常咽喉

正常人咽喉淡红润泽，不痛不肿，呼吸通畅，发音正常，食物下咽顺利无阻（图3-54）。

2.咽喉红肿

咽部红赤肿痛明显，属实热证，多由肺胃热毒壅盛所致（图3-55）。

3.咽喉漫肿，色淡红

咽部黏膜淡红或微肿，多因脾胃虚弱或脾肾阳虚，咽喉失养所致。

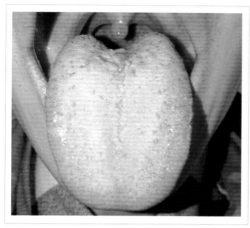
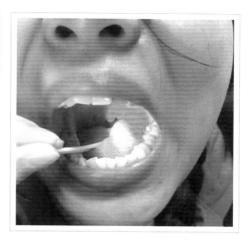

图3-54　正常咽喉　　　　　　　　　　图3-55　咽喉红肿

四、望咽喉形态

1.扁桃体红肿化脓

喉核红肿，表面可有黄白脓点，咽痛不适者，称为"乳蛾"。急性发病者，为实热证，多因肺胃热盛、火毒熏蒸所致。

2.白喉

咽喉间覆盖一层灰白色假膜，与组织紧密粘连，不易剥离，剥则出血，很快复生者，称为"白喉"，因外感瘟疫疫气所致。

第九节　望颈项

一、望颈项原理

颈项内有气管、食管、脊髓和经脉通过，是人体经脉运行的重要通路。手足阳明经与任脉行于颈，太阳经与督脉行于项，少阳经行于两侧，因此，脏腑的病变可反映于颈项，颈项有病可影响脏腑。

二、望颈项内容

1. 正常颈项

正常人颈项直立，两侧对称，活动自如，男性喉结突出，女性不显，静坐时颈部血管不显露。

2. 瘿瘤

颈前结喉两侧，或为结块，或为漫肿，多数皮色不变，能随吞咽动作而上下移动者，称为瘿瘤，多因气滞血瘀痰凝所致，或与地方水土有关。

3. 瘰疬

颈部及耳后结块肿大如豆粒，累累如串珠者，称为瘰疬，多由肺肾阴虚、阴虚火旺、炼液为痰、痰火凝结而成。

4. 颈项强硬

若项部拘急强硬不舒，兼头痛恶寒者，多是外感风寒、太阳经气运行受阻；若项部强硬，不能前俯，兼壮热、神昏、抽搐者，多因火热内盛、燔灼肝经、肝风内动所致；若睡醒后项部拘急疼痛不舒，称为"落枕"，是睡姿不当、经络气血不畅所致。

5. 颈项软弱

小儿项软，多属肾精亏损或脾胃虚弱，发育不良；久病、重病颈项软弱，头部下垂，眼窝深陷，多为脏腑精气衰竭之象，属病危。

6. 颈静脉怒张

安静状态时颈动脉搏动明显可见，为肝阳上亢或严重血虚所致。半卧位时颈静脉明显充盈，可见于水肿或臌胀等患者。

第十节　望胸胁

一、望胸胁原理

胸腔由胸骨、肋骨和脊柱等构成，内藏心肺，属上焦，为宗气所聚。胸廓前有乳房，属胃经；乳头属肝经；胸侧自腋下至第十二肋骨的区域为胁，是肝胆经循行之处。望胸胁主要可以诊察心、肺、肝胆、乳房的病变和宗气的盛衰。

二、望胸胁内容

1.正常胸胁

正常人胸廓两侧对称，呈椭圆形，成人胸廓前后径短于左右径，婴幼儿和老年人前后径与左右径几乎相等，近似圆柱形，两侧锁骨上下窝对称（图3-56）。

2.扁平胸

胸廓呈扁平状，其前后径明显短于左右径，称扁平胸，可见于体型瘦长者或肺肾阴虚、气阴两虚之人。

3.桶状胸

胸廓前后径与左右径几乎相等，呈桶状，称桶状胸，可见于肺胀病。多因久病肺虚、痰瘀阻结、肺气壅滞、不能敛降所致。

4.鸡胸、漏斗胸、肋如串珠

若胸骨下端前突，前侧壁肋骨凹陷，形似鸡胸者，称为鸡胸；胸骨下部剑突处明显凹陷，形似漏斗状，称为漏斗胸（图3-57）；胸骨两侧的肋骨与肋软骨连接处明显隆起，状如串珠者，称为肋如串珠。此三者多因先天不足或后天失养、肾气不充、骨骼发育异常所致，常见于佝偻病的患儿。

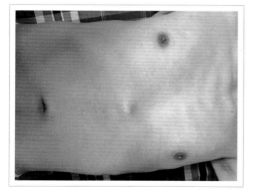

图3-56 正常胸廓

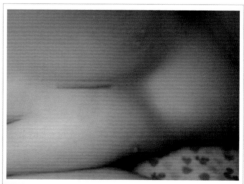

图3-57 漏斗胸

5.一侧胸廓塌陷

一侧胸廓塌陷，多见于肺痿、肺部手术后患者等（图3-58，图3-59）。

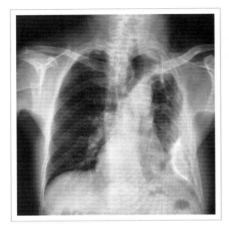 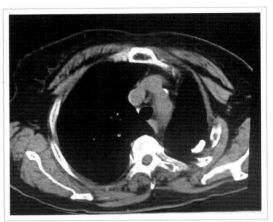

图3-58　一侧胸廓塌陷X线片　　　　　图3-59　一侧胸廓塌陷CT片

6.一侧胸廓膨隆

一侧胸廓膨隆，肋间变宽，多见于悬饮症、气胸患者等（图3-60，图3-61）。

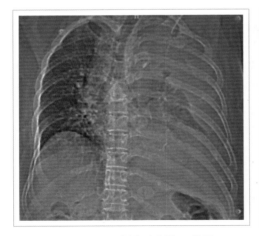 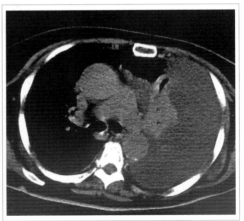

图3-60　一侧胸廓膨隆X线片　　　　　图3-61　一侧胸廓膨隆CT片

第十一节　望腹部

一、望腹部原理

　　腹腔内藏有肝、脾、肾、胆、胃、大肠、小肠、膀胱、胞宫等脏器，亦为诸经循行之处。故望腹部可以诊察腹内脏腑的病变和气血的盛衰。

二、望腹部内容

1. 正常腹部

　　正常人腹部平坦对称，直立时腹部可稍隆起，约与胸平齐，仰卧时则稍凹陷（图3-62）。

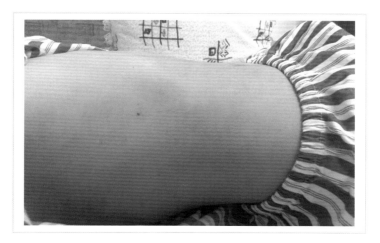

图3-62　正常腹部

2. 臌胀

　　单腹臌胀、四肢消瘦者，可见腹壁青筋暴露，属臌胀病，多为肝、脾、肾受损，气、血、水郁积腹内所致（图3-63，图3-64）。

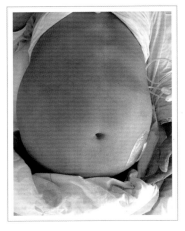

图3-63　臌胀（1）

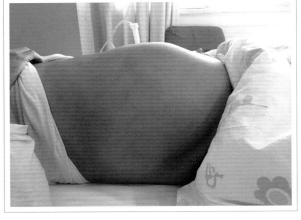

图3-64　臌胀（2）

3.舟状腹

前腹壁凹陷几乎贴近于脊柱，而肋弓、耻骨联合异常显露者，称为舟状腹，常见于久病卧床不起的患者，为脏腑精血耗竭，属病危（图3-65）。

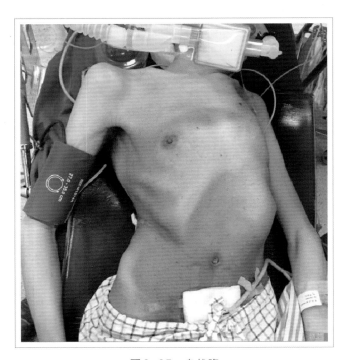

图3-65　舟状腹

第十二节　望腰背

一、望腰背原理

　　背为胸中之府，内藏心、肺；腰为身体运动枢纽，为肾之府。督脉贯脊行于正中；足太阳膀胱经分行挟于腰背两侧，经上有五脏六腑俞穴；带脉横行环绕腰腹，皆与腰背密切相关。故望腰背部可以诊察有关脏腑、经络的病变。

二、望腰背内容

1.正常腰背

　　正常人腰背部两侧对称，俯仰转侧自如，直立时脊柱居中，颈、腰段稍向前弯曲，胸、骶段稍向后弯曲，但无左右侧弯（图3-66）。

2.脊柱后凸

　　脊柱过度向后突出，称脊柱后弯，俗称驼背。由肾气亏虚、发育不良或脊椎疾病所致，亦可见于老年人（图3-67）。

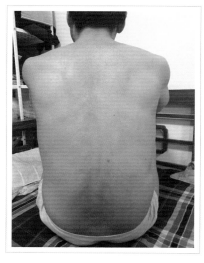

图3-66　正常腰背

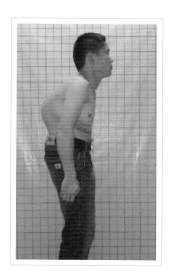

图3-67　脊柱后凸

3.后背弯曲，两肩下垂

久病患者后背弯曲，两肩下垂，称为"背曲肩随"，为脏腑精气虚衰之象。

4.脊疳

患者极度消瘦，以致脊骨突出似锯，为脏腑精气严重亏损之象，见于慢性重病患者。

第十三节　望四肢

一、望四肢原理

五脏均与四肢有关，而脾与四肢的关系尤为密切；全身主要经脉均分布于四肢。故望四肢可以诊察五脏六腑病变和循行于四肢的经脉病变。

二、望四肢内容

1.四肢肿胀

若双侧下肢呈指凹性水肿，兼全身浮肿，多见于水肿病；单侧肢体水肿，多因经脉阻滞不通所致（图3-68，图3-69）。

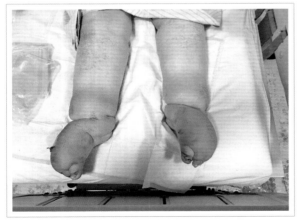

图3-68　四肢肿胀

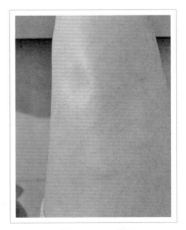

图3-69　水肿

2.四肢萎缩

四肢或某一肢体肌肉消瘦、萎缩、松软无力，多因脾胃亏虚、肝肾不足所致（图3-70）。

3.膝部红肿

膝部红肿热痛，屈伸不利，多为热痹，由风湿热邪蕴结膝关节所致。

4.鹤膝风

病膝部肿大，股胫消瘦，形如鹤膝，称为"鹤膝风"，多见于寒湿久留、气血亏虚患者。

5."X"型腿

两膝并拢而两踝分离，称为膝外翻，又称"X"型腿，属先天亏虚、肾气不充、发育不良所致（图3-71）。

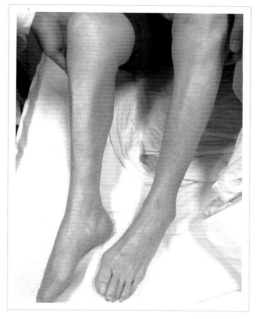

图3-70　四肢萎缩

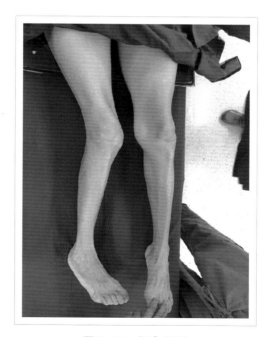

图3-71　"X"型腿

6. "O" 型腿

直立时两踝并拢而两膝分离，称为膝内翻，又称 "O" 型腿，属先天亏虚、肾气不充、发育不良所致（图3-72）。

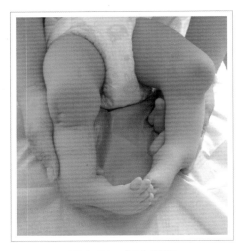

图3-72 "O" 型腿

7. 足内翻

当膝关节固定时，足掌部活动受限，呈固定性内翻、内收畸形，称足内翻。属先天亏虚、肾气不充、发育不良所致（图3-73，图3-74）。

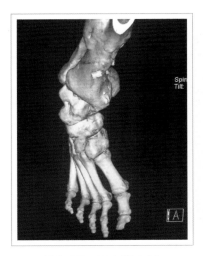

图3-73 足内翻（1）

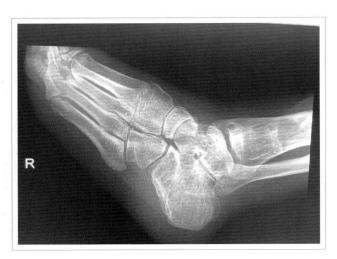

图3-74 足内翻（2）

8. 足外翻

足掌部呈固定性外翻、外展，称足外翻。属先天亏虚、肾气不充、发育不良所致（图3-75）。

9. 小腿青筋暴露

小腿脉络呈蚯蚓状，怒张、弯曲，久立后更明显，可伴有小腿肿胀不舒，多因寒湿内侵、瘀血阻络所致（图3-76，图3-77）。

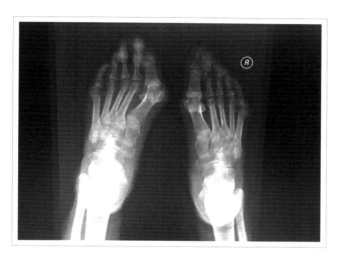

图3-75　足外翻

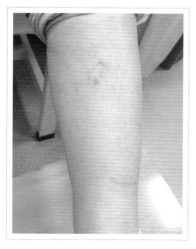

图3-76　小腿青筋暴露（1）

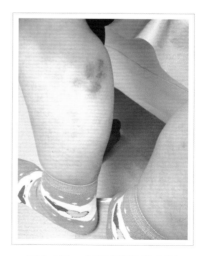

图3-77　小腿青筋暴露（2）

10.梭状指

手指关节呈梭状畸形，活动受限者，称为梭状指，多由风湿久蕴，痰瘀阻络所致（图3-78）。

11.杵状指

手指或足趾末端增生肥厚，膨大如杵者，称为杵状指，常伴气喘唇暗，多由心肺虚损、痰瘀互结所致（图3-79）。

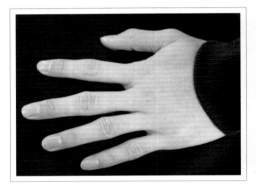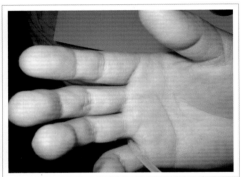

图3-78　梭状指　　　　　　　　　　图3-79　杵状指

12.指甲淡红

指甲淡红润泽，提示气血充足（图3-80，图3-81）。

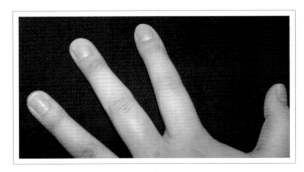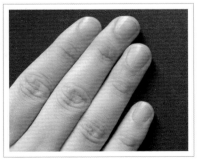

图3-80　指甲淡红润泽（1）　　　　图3-81　指甲淡红润泽（2）

13.指甲淡白

指甲淡白，提示气血亏虚（图3-82，图3-83）。

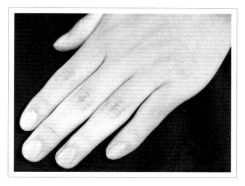

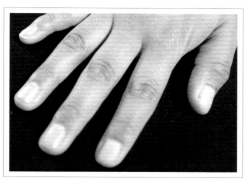

图3-82　指甲淡白（1）　　　　　　　图3-83　指甲淡白（2）

14.指甲色青

指甲色青，提示气滞血瘀（图3-84）。

15.指甲色黄

指甲色黄，提示湿热内蕴（图3-85）。

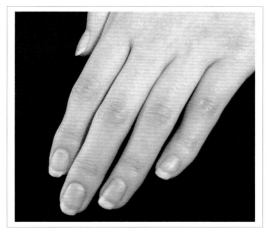

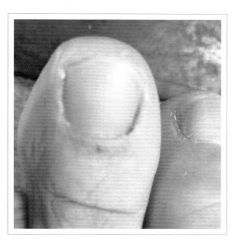

图3-84　指甲色青　　　　　　　　　　图3-85　指甲色黄

16.指甲白斑

指甲上有白色斑点，提示脾胃亏虚、气血不足（图3-86）。

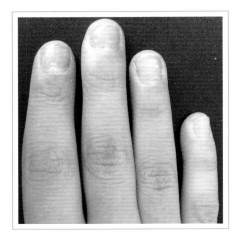

图3-86　指甲白斑

17.指甲形状改变

指甲形状改变，指甲上出现纵的条纹（图3-87）或局部凹陷（图3-88），提示肝血亏虚、甲失濡养。

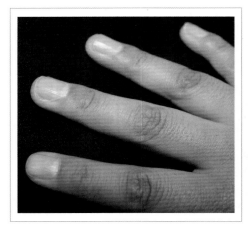

图3-87　指甲纵条纹

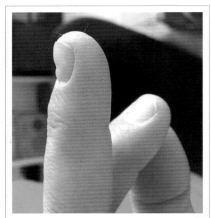

图3-88　指甲凹陷

第十四节　望皮肤

一、望皮肤原理

　　肺主皮毛，脏腑气血通过经络荣养于皮肤。因此，观察皮肤的色泽、形态的异常变化对于诊察肺和其他脏腑的疾病有重要意义。

二、望皮肤色泽

1.正常皮肤

　　正常人皮肤润泽，柔韧光滑（图3-89）。

2.皮肤发赤

　　皮肤发赤，色如涂丹者，称为"丹毒"。见于头面者，为"抱头火丹"；见于小腿者，为"流火"；见于全身，游走不定者，为"赤游丹"。发于上部者多由风热化火所致，发于下部者多因湿热化火而成，或外伤染毒所致（图3-90）。

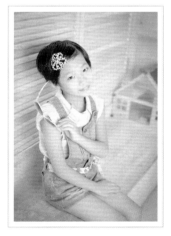

图3-89　正常皮肤

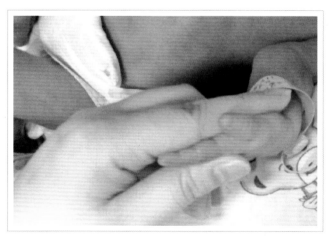

图3-90　皮肤发赤

3.白癜风

皮肤局部明显变白，与正常皮肤界限清楚，且无异常感觉者，称为"白癜风"。多因风湿侵袭、气血不荣所致（图3-91）。

4.皮肤色黑而晦暗

皮肤色黑而晦暗，多由肾阳虚衰，温运无力，血行不畅所致（图3-92）。

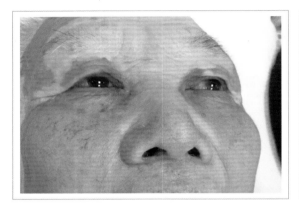

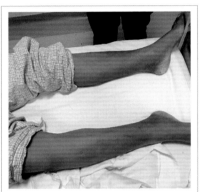

图3-91　白癜风

图3-92　皮肤色黑

5.皮肤干枯

皮肤干涩不荣，多为津液已伤，或营血亏虚（图3-93）。

6.肌肤甲错

皮肤干枯粗糙，状若鱼鳞，称为肌肤甲错，多由瘀血久停所致（图3-94）。

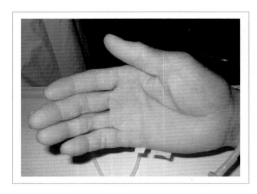

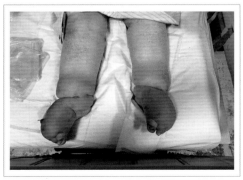

图3-93　皮肤干枯

图3-94　肌肤甲错

三、望皮肤形态

1. 水肿

全身肌肤肿胀，按之窅而不起者，为水肿。其中，头面先肿，继及全身，腰以上肿甚者，属阳水，多由外感风邪，肺失通调水道，风水相搏所致；若下肢先肿，继及全身，腰以下肿甚者，属阴水，多由阳气虚衰，蒸化无力，水湿内停，外渗肌肤所致。

2. 阳斑

凡色深红或紫红，斑点成片，平铺于皮肤，抚之不碍手，压之不褪色者，为阳斑，多由热邪亢盛，内迫营血所致（图3-95）。

3. 阴斑

凡色淡青或淡紫，隐隐稀少，平铺于皮肤，抚之不碍手，压之不褪色者，为阴斑，多由脾气虚衰，血失统摄所致（图3-96）。

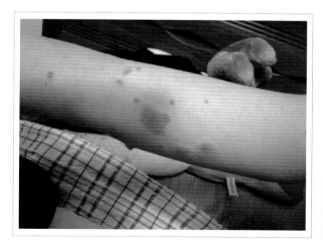

图3-95　阳斑

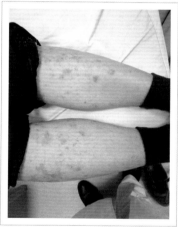

图3-96　阴斑

4. 麻疹

麻疹属儿科常见传染病。发病后2～3天可见患儿颊黏膜出现麻疹斑，发热3～4天，疹子逐渐出现，疹色桃红，形似麻粒，先见于耳后发际，渐延及颜面、躯干、四肢，疹发透彻后按出现顺序逐渐消退。由外感风热时邪所致。

5. 风疹

疹色淡红，细小稀疏，皮肤瘙痒。由外感风邪所致（图3-97）。

6. 瘾疹

皮肤出现淡红或淡白色丘疹，瘙痒，大小形态各异，搔之融合成片，高出皮肤，出没迅速。为风寒或风热侵袭营卫所致（图3-98）。

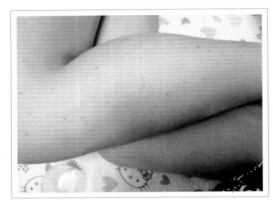

图3-97　风疹　　　　　　　　　　　　　　　　图3-98　瘾疹

7. 水痘

水痘是儿科常见传染病。小儿皮肤出现粉红色斑丘疹，很快变成椭圆形小水疱，晶莹明亮，浆液稀薄，皮薄易破，分批出现，大小不等。由外感湿热时邪所致（图3-99）。

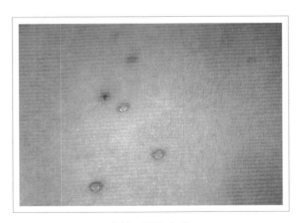

图3-99　水痘

8.热气疮

口角、唇边、鼻旁出现成簇粟米大小的水疱，灼热痒痛。多因外感风热所致（图3-100）。

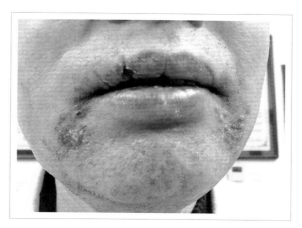

图3-100　热气疮

9.湿疹

皮肤出现红斑，瘙痒，迅速形成丘疹、水疱，破后渗液，形成红色湿润之糜烂面。多因湿热蕴结，复感风邪所致（图3-101，图3-102）。

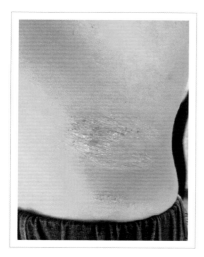

图3-101　湿疹（1）

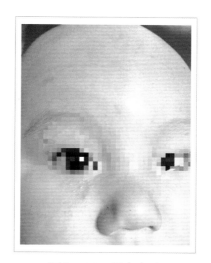

图3-102　湿疹（2）

10. 缠腰火丹

腰部皮肤可见成簇水疱性皮疹，带状分布。多因外感火热邪毒所致（图3-103～图3-105）。

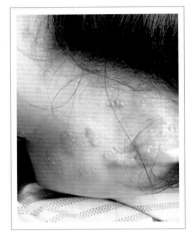 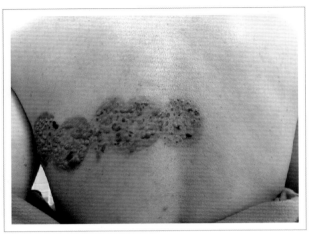

图3-103　缠腰火丹（1）　　　　　　　　图3-104　缠腰火丹（2）

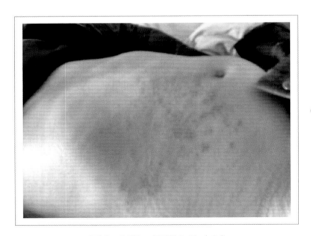

图3-105　缠腰火丹（3）

11. 痈

患部皮肤红肿高大，根盘紧束，灼热疼痛，易于成脓，属阳证。具有未脓易消，已脓易溃，脓液稠黏，疮口易敛的特点。多由湿热火毒蕴结，血脉瘀滞所致（图3-106，图3-107）。

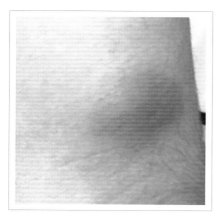

图3-106　痈（1）

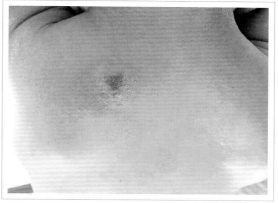

图3-107　痈（2）

12. 疽

局部皮肤漫肿无头，皮色不变或
晦暗，局部麻木，不热少痛，难以酿
脓，属阴证。具有未脓难消，已脓
难溃，脓汁稀薄，疮口难敛的特点。
多由气血亏虚，阴寒凝滞所致（图
3-108～图3-110）。

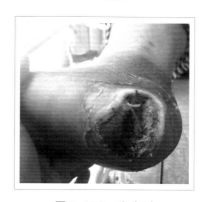

图3-108　疽（1）

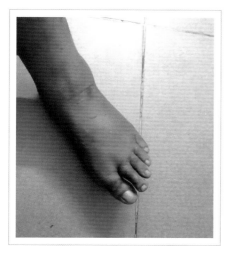

图3-109　疽（2）

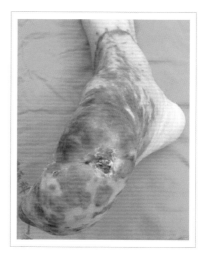

图3-110　疽（3）

13.疔疮

顶白形小如粟，根硬而深，麻木痒痛，多发于颜面手足。具有邪毒深重，易于扩散的特点。由外感风热或内生火毒所致。

14.疖子

形小而圆，红肿热痛不甚，出脓即愈。具有病位表浅，病情轻微的特点（图3-111，图3-112）。由外感热毒或湿热内蕴所致。

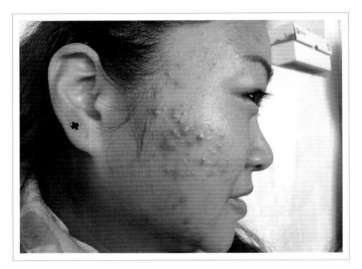

图3-111 疖子（1）

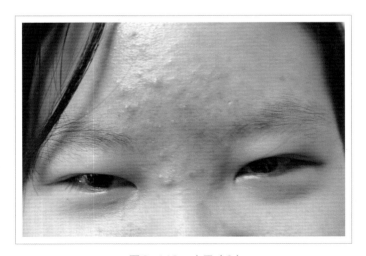

图3-112 疖子（2）

第十五节　望痰

一、望痰原理

水液代谢失常可形成痰，肺、脾、肾三脏均与水液代谢密切相关，所以，望痰对于诊察肺、脾、肾三脏的功能状态及病邪的性质有一定的意义。

二、望痰内容

1. 白痰质稀量多

痰液清稀、色白、量多者，为寒痰。因寒邪阻肺，或脾阳不足，上犯于肺所致。

2. 白痰质稠量多

痰液黏稠、色白、量多，滑而易咳出者，为湿痰。因脾失健运，水湿内停，上犯于肺所致。

3. 黄痰

痰液黏稠、色黄者，为热痰。因邪热犯肺所致。

4. 痰中带血

咳痰带血。多由火热灼伤肺络所致。

5. 脓血痰

咳吐脓血腥臭痰者，为肺痈。由热毒蕴肺，肉腐酿脓所致。

第十六节　望涎

一、望涎原理

涎为脾之液，具有濡润口腔、帮助进食和促进消化的作用。望涎对于诊察脾与胃的病变有一定意义。

二、望涎内容

1.小儿口角流涎

小儿口角流涎，涎渍颐下，称为滞颐，多由脾虚不能摄津或胃热虫积所致（图3-113）。

2.口角流涎，伴口眼㖞斜

口角流涎不止，伴口眼㖞斜，可见于中风病或风中络脉之人，多因经络不通所致。

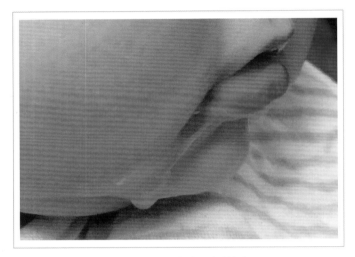

图3-113　小儿口角流涎

第十七节　望小儿食指络脉

一、望小儿食指络脉原理

食指络脉是指虎口至食指内侧（桡侧）的浅表静脉，也称指纹。小儿食指络脉与成人寸口脉同属手太阴肺经，因此，可以了解肺及全身的生理病理状态。适用于3岁以内的小儿。

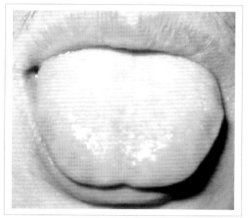
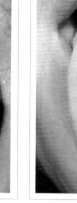
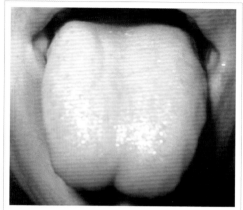

图4-25　嫩舌（1）　　　　　　　　图4-26　嫩舌（2）

2. 胖、瘦舌

（1）舌象特征　舌体比正常的大而厚，伸舌满口，称为胖大舌（图4-27）；胖大舌常伴有舌边齿痕，则称为齿痕舌（图4-28）；舌体肿大，舌色鲜红或青紫，甚则舌肿胀而不能收缩回口中，称为肿胀舌（图4-29）；舌体比正常舌瘦小而薄，称为瘦薄舌（图4-30）。

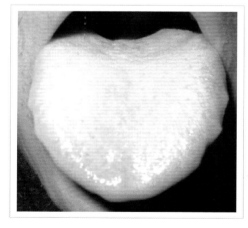
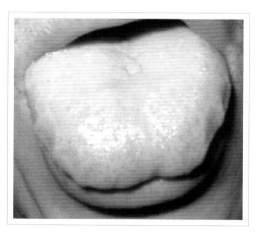

图4-27　胖大舌　　　　　　　　图4-28　齿痕舌

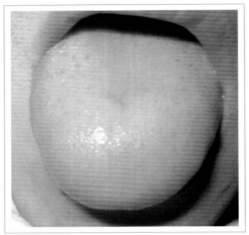
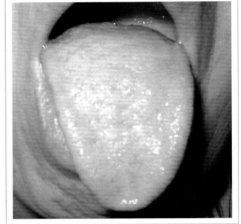

图4-29　肿胀舌　　　　　　　　　　　图4-30　瘦薄舌

　　（2）临床意义　胖大舌是体内水湿停滞的表现。舌体胖大而色淡白者多为气虚、阳虚；胖大而色红者多为里热。舌体不胖而有齿痕，舌质嫩者多属气血两虚。舌肿胀色红绛，多见于心脾热盛、外感湿热。瘦薄舌是舌失濡养的表现。舌体瘦薄，舌色淡白者，多见于久病气血两虚；舌体瘦薄，舌色红绛，舌干少苔或无苔，多见于阴虚火旺。

3. 齿痕舌

　　（1）舌象特征　舌体两边有齿痕（图4-28）。
　　（2）临床意义　主脾虚、湿证。

4. 点、刺舌

　　（1）舌象特征　点刺是指蕈状乳头肿胀或高突的病理特征（图4-31～图4-34）。点，指蕈状乳头体积增大、数目增多，乳头内充血水肿，大者称星，小者称点；色红者称红星舌或红点舌；色白者称白星舌。刺，指蕈状乳头增大、高突，并形成尖锋，形如芒刺，抚之棘手，称为芒刺舌。
　　（2）临床意义　主脏腑阳热亢盛，或血分热盛。

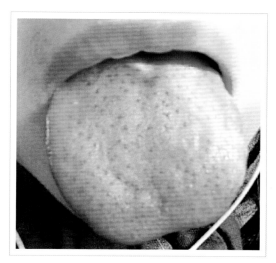

图4-31 点刺舌（1）

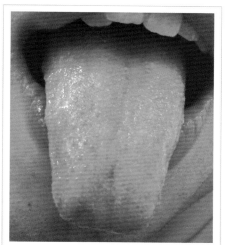

图4-32 点刺舌（2）

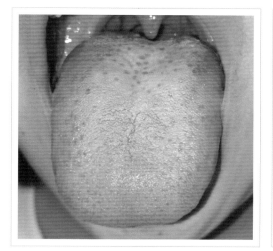

图4-33 点刺舌（3）

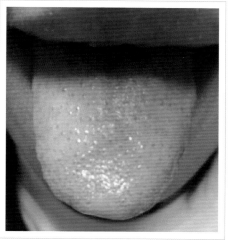

图4-34 点刺舌（4）

5. 裂纹舌

（1）**舌象特征** 舌面上出现各种形状的裂纹、裂沟，深浅不一，多少不等，统称为裂纹舌（图4-35～图4-37）。

（2）**临床意义** 主精血亏虚，或阴津耗损。

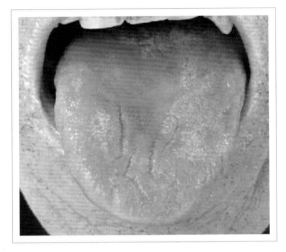

图4-35 裂纹舌（1）

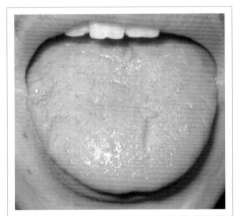

图4-36 裂纹舌（2）

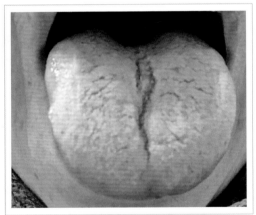

图4-37 裂纹舌（3）

四、舌态

① 痿软舌

（1）**舌象特征** 舌体软弱无力，不能随意伸缩回旋（图4-38）。

（2）**临床意义** 主阴虚，或气血俱虚。

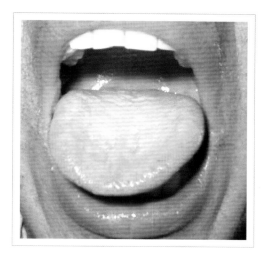

图4-38 痿软舌

2. 强硬舌

（1）**舌象特征** 舌体失其柔和，卷伸不利，或板硬强直，不能转动。

（2）**临床意义** 主热入心包；或高热伤津；或风痰阻络。

3. 歪斜舌

（1）**舌象特征** 伸舌时舌体偏向一侧，称为歪斜舌（图4-39）。

（2）**临床意义** 主肝风夹痰，或痰瘀阻络。

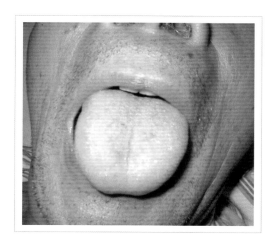

图4-39 歪斜舌

4. 颤动舌

（1）**舌象特征**　舌体不自主地颤动，动摇不宁。

（2）**临床意义**　主肝风内动。

5. 吐弄舌

（1）**舌象特征**　舌伸出口外，不能回缩，称为吐舌；舌尖反复舔口唇，称为弄舌。

（2）**临床意义**　主心脾有热。

6. 短缩舌

（1）**舌象特征**　舌体短缩，不能伸长（图4-40）。先天性舌系带过短，称为"绊舌"，无辨证意义（图4-41）。

（2）**临床意义**　主气血虚衰，或风痰阻络。

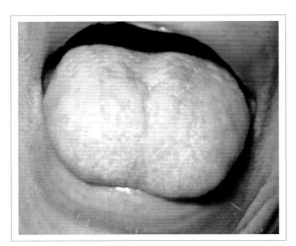

图4-40　短缩舌

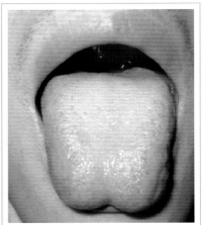

图4-41　绊舌

第三节 望舌下络脉

一、舌下络脉的概念及观察方法

1.舌下络脉的概念

舌下络脉，指舌下舌系带两侧纵行的大络脉，相当于解剖学的舌下静脉及其分支。

2.舌下络脉的观察方法

在自然光线下，患者坐位或卧位，口张大，舌体放松，将舌体向上翘起，舌尖轻抵上颚，使舌下络脉完全暴露。按照长度、颜色、粗细、形状、分支的顺序进行观察。

二、正常舌下络脉

正常人舌下络脉长度不超过舌下肉阜到舌尖的3/5，淡紫色，粗细小于2.7mm，形状以单支为主，分支不明显（图4-42，图4-43）。

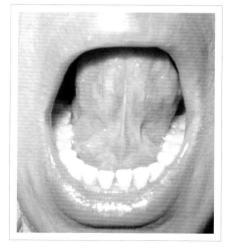

图4-42 正常舌下络脉（1）

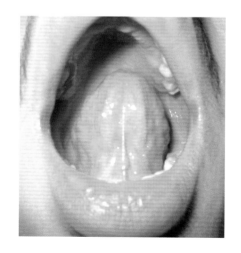

图4-43 正常舌下络脉（2）

三、异常舌下络脉

1. 舌下络脉增粗

（1）**舌象特征**　舌下络脉增粗，颜色青紫或紫黑，或见分支增多，或见紫色扩张血管，形如紫色小珠子（图4-44，图4-45）。

（2）**临床意义**　血瘀。

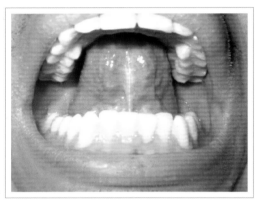

图4-44　舌下络脉增粗（1）　　　图4-45　舌下络脉增粗（2）

2. 舌下络脉变细

（1）**舌象特征**　舌下络脉变细，或见长度变短，颜色淡白，分支不明显（图4-46，图4-47）。

（2）**临床意义**　气血不足。

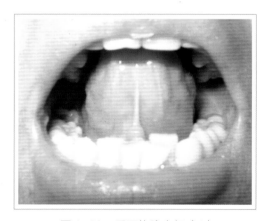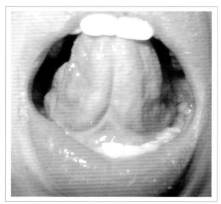

图4-46　舌下络脉变细（1）　　　图4-47　舌下络脉变细（2）

第四节　望舌苔

一、苔质

❶ 薄、厚苔

（1）**舌象特征**　凡透过舌苔能隐隐见到舌体者，称薄苔（图4-48）；而不能透过舌苔见到舌体者称厚苔（图4-49）。

（2）**临床意义**　薄苔属正常舌苔，若有病见之，亦属病轻浅，邪在表。厚苔，主病邪入里，或食积痰湿。

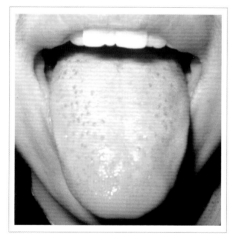

图4-48　薄苔

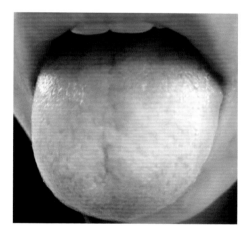

图4-49　厚苔

❷ 润、燥苔

（1）**舌象特征**　舌苔干湿适中，不滑不燥，称为润苔（图4-50）；若苔面有过多水分，滑利而湿，称滑苔；若苔面干燥，望之枯涸，称为燥苔（图4-51）。

（2）**临床意义**　润苔为正常舌苔，是津液上承之征。滑苔，主水湿内停。燥苔，主热盛伤津或阴液亏耗。

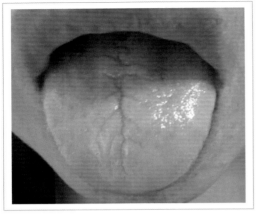
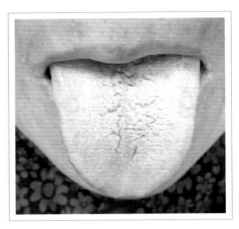

图4-50　润苔　　　　　　　　　　　　　　图4-51　燥苔

3. 腻、腐苔

（1）**舌象特征**　苔质致密，颗粒细腻，舌边苔薄，舌中苔厚，刮之难去者，其状如油腻覆盖舌面，舌质多被舌苔所遮盖不见，称为腻苔（图4-52，图4-53）。苔质疏松，颗粒较大，舌边、舌中皆厚，刮之易去者，其状如豆腐渣堆积舌面，透过疏松之苔可以见到舌质，称为腐苔（图4-54）。

（2）**临床意义**　腐苔主食积胃肠，或痰浊内蕴；腻苔主湿浊、痰饮、湿热。

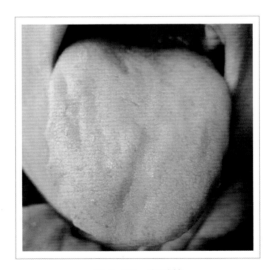

图4-52　白腻苔

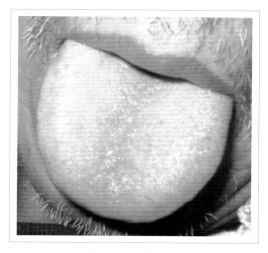

图4-53　黄腻苔

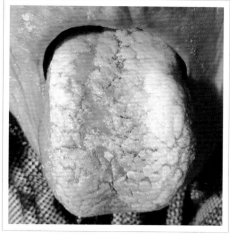

图4-54　腐苔

4. 剥苔

（1）**舌象特征**　舌本有苔，忽然脱去，脱落处光滑无苔称剥苔（图4-55 ～图4-58）。若全舌之苔脱落，不再复生，舌面光洁如镜者，称为镜面舌（图4-59，图4-60）。

（2）**临床意义**　剥苔主胃气、胃阴不足；镜面舌主胃气、胃阴枯竭。

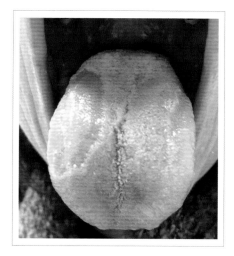

图4-55　黄腻苔兼剥苔

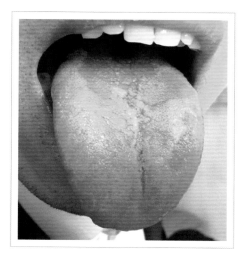

图4-56　舌红剥苔

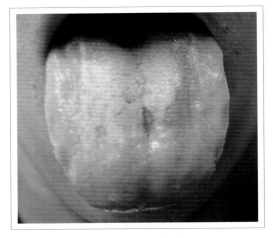

图4-57　舌淡苔剥

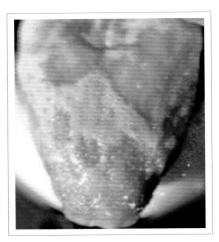

图4-58　地图舌

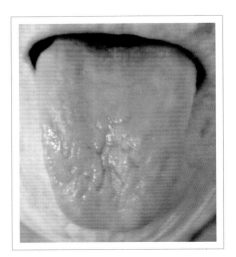

图4-59　镜面舌（1）

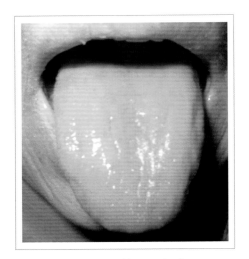

图4-60　镜面舌（2）

⑤ 有根、无根苔

　　（1）舌象特征　有根苔，即舌苔坚敛着实，刮之不去（图4-61）。无根苔，即舌苔如浮涂舌上，刮之即去（图4-62）。

　　（2）临床意义　有根苔，是有胃气的表现，见于实证、热证。无根苔，是胃气大伤的表现，见于虚证、寒证。

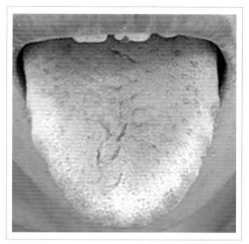

图4-61 有根苔

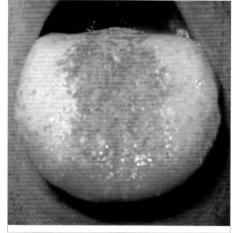

图4-62 无根苔

二、苔色

1. 白苔

（1）舌象特征 舌苔为白色者，称为白苔（图4-63，图4-64）。

（2）临床意义 主表证、寒证。

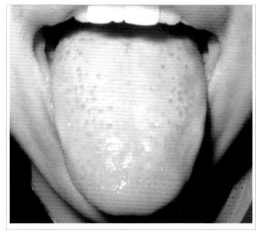

图4-63 薄白苔

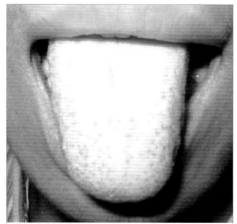

图4-64 白厚苔

2. 黄苔

（1）**舌象特征** 舌苔为黄色者，为黄苔。淡黄（微黄）苔，是在薄白苔上出现均匀的浅黄色，多由薄白苔转化而来（图4-65）；深黄（正黄）苔，苔色黄而略深厚（图4-66）；焦黄（老黄）苔，是正黄色中夹有灰褐色苔（图4-67）。

（2）**临床意义** 主热证、里证。

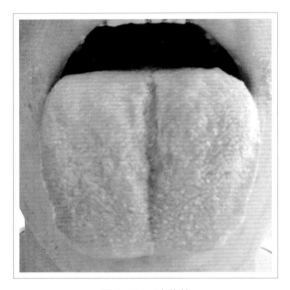

图4-65 淡黄苔

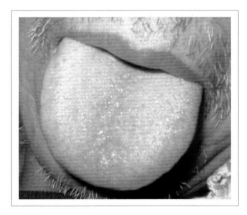

图4-66 深黄苔

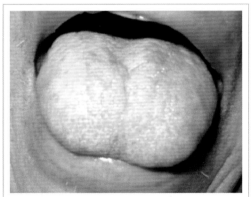

图4-67 焦黄苔

3. 灰黑苔

（1）**舌象特征**　苔色为灰色或黑色者，为灰黑苔（图4-68，图4-69）。

（2）**临床意义**　主里热或里寒的重证。

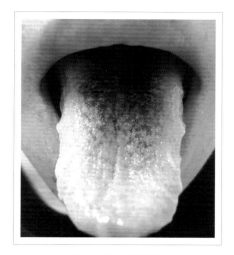

图4-68　黑润苔

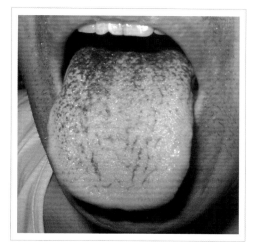

图4-69　焦黑苔

第五章　常见心血管疾病证候与舌象

05 Chapter

心脏和舌具有密切的关系。《灵枢·经脉》说："手少阴之别……循经入于心，系舌本。"提示心脏通过经络将气血输送于舌，表现在舌色的变化上。《灵枢·脉度》说："心气通于舌，心和舌则能知五味矣。"提示舌的味觉与心脏的功能密切相关。《形色外诊简摩·舌质舌苔辨》中说："夫舌为心窍。"进一步明确强调心脏和舌具有密切的关系。心气推动血液在脉中运行，血液流注全身，发挥营养和滋润作用。正常生理状态下，心气充沛、血液充盈，组织得以濡养，可见舌色淡红润泽。病理状态下，心气不足、心血亏虚，组织失养，则见舌色淡白。心血瘀阻，则见舌色青紫。心火炽盛，则舌色红赤、口舌生疮。总之，心脏通过经络气血影响人体舌的变化，通过舌的望诊可以了解心脏的生理病理状态。鉴于心脏和舌的密切关系，在本章中我们通过比较临床上心血管疾病治疗前后的舌象变化，进一步理解和体会舌象对心血管疾病辨证的指导意义。

第一节　真心痛

1.真心痛　气虚血瘀证

杨某，男，52岁。

初诊时间　2018年2月5日（图5-1）。

主诉　持续性胸骨后疼痛1小时余。

现病史　患者于1小时前无明显诱因出现持续性胸骨后疼痛，呈压榨性，伴汗出、烦躁不安，疼痛持续无缓解，无心慌、胸闷，无头晕，无咳嗽、咳痰，自服"速效救心丸6粒"后，症状无明显缓解，遂急来我科就诊。急查心电图示：窦性心律，心率80次/分，$V_1 \sim V_4$导联弓背样抬高。现症见：胸痛，汗出，气短，乏力，活动后加重，食纳欠佳，夜休可，小便清长，大便2日未解。

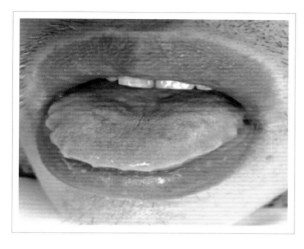

图5-1　治疗前

舌象特征　舌胖大，边有齿痕，舌色紫暗，苔黄腻，脉沉滑涩。
西医诊断　冠心病，急性广泛前壁心肌梗死Killip 1级。
中医诊断　真心痛，气虚血瘀。
治则治法　活血补气，行瘀止痛。
方药

瓜蒌15g	薤白12g	桂枝12g	半夏12g
川芎12g	桃仁12g	红花12g	丹参9g
肉桂15g	干姜12g	黄芪20g	

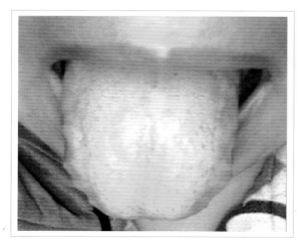

图5-2　治疗后

复诊时间　2018年2月12日（图5-2）。

服药后胸痛明显缓解，无汗出，轻度疲劳，无气短、胸闷，无头晕，食量较少。

舌象特征　舌胖大，边有齿痕，舌色淡暗，苔淡黄。

2.真心痛 寒凝心脉证

胡某，男，55岁。

初诊时间 2018年2月27日（图5-3）。

主诉 心前区疼痛1天，加重3小时。

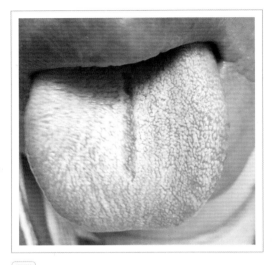

图5-3 治疗前

现病史 患者于1天前饱食后出现心前区疼痛，持续约30分钟，无心慌、胸闷，无头晕，无咳嗽、咳痰，于当地医院住院治疗。急查心电图示：正常心电图。给予舌下含服"单硝酸异山梨酯1片"后（具体不详），症状稍缓解。3小时前上症加重，复查心电图示：窦性心动过速，心率101次/分，急性前壁心梗，偶发房性、室性早搏。立即给予嚼服"阿司匹林肠溶片300mg、氯吡格雷300mg"，为求进一步诊疗，遂急来我科就诊。现症见：心前区疼痛，汗出，气短，乏力，受寒、活动后加重，食纳欠佳，夜休可，小便量少，大便干结。

舌象特征 舌暗，苔白腻，脉沉无力。

西医诊断 冠心病，急性广泛前壁心肌梗死Killip 1级。

中医诊断 真心痛，寒凝心脉。

治则治法 温补心阳，散寒通脉。

方药

当归15g	芍药12g	桂枝12g
附子12g	细辛3g	人参12g
甘草9g	通草9	三七12g
丹参12g		

复诊时间 2018年3月6日（图5-4）。
服药后心前区疼痛明显减轻，汗出，气短，乏力减轻，夜间胸痛明显，胸闷。

舌象特征 舌暗有瘀斑，苔薄白。

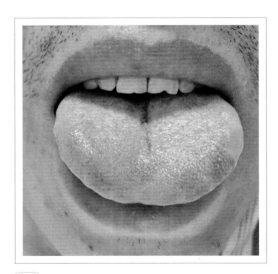

图5-4 治疗后

3.真心痛　气虚血瘀证

刘某，男，83岁。

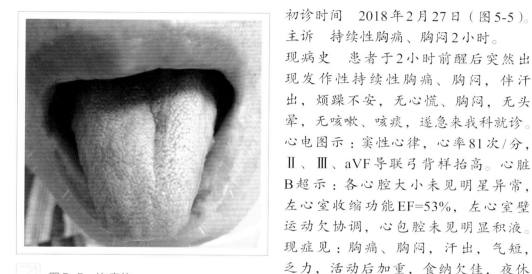

图5-5　治疗前

舌象特征　舌暗，苔黄腻，脉沉滑。
西医诊断　冠心病，急性抬高型下壁心肌梗死Killip 1级。
中医诊断　真心痛，气虚血瘀。

初诊时间　2018年2月27日（图5-5）。
主诉　持续性胸痛、胸闷2小时。
现病史　患者于2小时前醒后突然出现发作性持续性胸痛、胸闷，伴汗出，烦躁不安，无心慌、胸闷，无头晕，无咳嗽、咳痰，遂急来我科就诊。心电图示：窦性心律，心率81次/分，Ⅱ、Ⅲ、aVF导联弓背样抬高。心脏B超示：各心腔大小未见明显异常，左心室收缩功能EF=53%，左心室壁运动欠协调，心包腔未见明显积液。现症见：胸痛、胸闷，汗出，气短，乏力，活动后加重，食纳欠佳，夜休差，小便量多，大便干结。

治则治法　活血补气，行瘀止痛。

方药

瓜蒌 15g	薤白 12g
桂枝 12g	黄芩 12g
川芎 12g	桃仁 12g
红花 12g	丹参 9g
黄芪 20g	酒大黄 6g

复诊时间　2018年3月6日（图5-6）。服药后胸痛明显减轻，汗出，气短，乏力减轻，胸闷，夜间明显。
舌象特征　舌暗，苔淡黄。

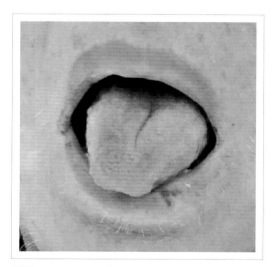

图5-6　治疗后

4.真心痛　痰热瘀结证

谷某，男，70岁。

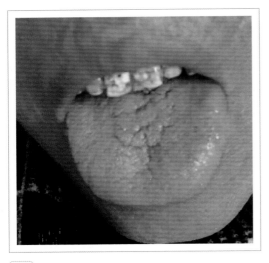

图5-7　治疗前

初诊时间　2018年3月8日（图5-7）。

主诉　阵发性胸痛12小时，加重1小时。

现病史　患者于12小时前突然出现胸痛，持续约30分钟，休息后缓解，无放射痛，无头晕、头痛，无心慌，无反酸、烧心等不适，未予以治疗，1小时前上症加重，持续约1小时，之后就诊于我院门诊。测血压100/60mmHg。心电图示：窦性心动过速，急性下壁心肌梗死。就诊过程中出现头晕、一过性眼前发黑，伴大汗，立即送至病房，约10分钟，复查心电图示：窦性心动过速，下壁T段回落。现症见：胸痛，头晕，一过性眼前发黑，大汗，食纳可，夜休可，二便调，脉滑数。

舌象特征　舌紫暗，苔黄腻。

西医诊断　冠心病，急性抬高型下壁心梗，心功能Ⅱ级。

中医诊断　真心痛，痰热瘀结。

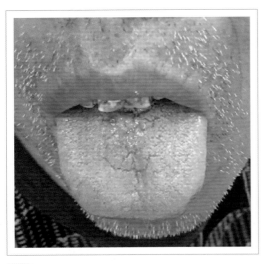

图5-8　治疗后

治则治法　化痰泄热，活血通脉。

方药

桃仁12g	红花12g	川芎12g
赤芍12g	瓜蒌12g	薤白12g
黄芩9g	陈皮12g	芍药12g
厚朴9g	炙甘草20g	

复诊时间　2018年3月15日（图5-8）。

服药后胸痛明显减轻，无头晕、汗出，轻度疲劳。

舌象特征　舌暗，苔黄腻。

第二节　胸痹

1. 胸痹　气滞心胸证

张某，女，74岁。

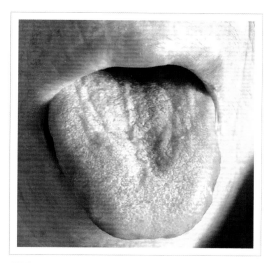

图5-9　治疗前

舌象特征　舌暗红，苔微黄，脉弦涩。

西医诊断　冠心病，不稳定型心绞痛，心功能 Ⅱ 级。

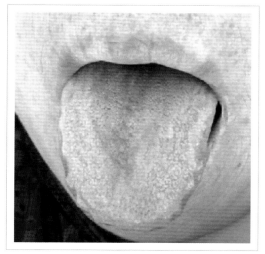

图5-10　治疗后

初诊时间　2018年3月3日（图5-9）。

主诉　间断胸闷、心慌、气短7年，再发加重1天。

现病史　患者7年前劳累后出现心慌、胸闷、气短，伴汗出、乏力、头晕，偶感胸痛，无咳嗽、咳痰，无发热，无视物旋转，无反酸、烧心等，间断发作，每次持续30分钟，休息后可缓解，曾多次于当地医院住院治疗，诊断为"冠心病"，给予对症支持治疗（具体不详），出院后口服"倍他乐克（酒石酸美托洛尔）25mg qd""曲美他嗪40mg tid"，病情控制较理想，1天前与人争吵后上症再发加重，遂急来我科就诊。现症见：心慌、胸闷，气短、乏力，叹气，头晕，偶有胸痛，食纳欠佳，夜休差，腹胀，大便黏滞不爽。

中医诊断　胸痹，气滞心胸。

治则治法　疏调气机，和血舒脉。

方药

香附15g	川芎12g	陈皮12g
枳壳12g	当归12g	芍药12g
红花12g	丹参9g	炙甘草20g
炒酸枣仁30g	黄芩10g	
合欢皮15g		

复诊时间　2018年3月10日（图5-10）。服药后胸痛明显减轻，气短、乏力、叹气，头晕减轻，胸闷，夜间明显，腹胀减轻。

舌象特征　舌暗，苔淡黄。

2.胸痹 气虚血瘀证一

严某，女，66岁。

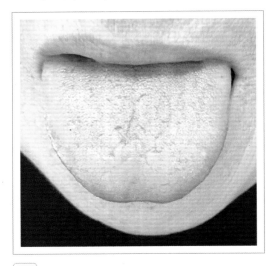

图5-11 治疗前

舌象特征 舌暗紫，苔少。
西医诊断 冠心病，不稳定型心绞痛，心功能Ⅱ级。
中医诊断 胸痹，气虚血瘀。
治则治法 行气活血，通脉止痛。

初诊时间 2018年2月28日（图5-11）。
主诉 阵发性胸闷、心慌、气短1年，再发加重3天。
现病史 患者1年前活动后出现胸闷、心慌、气短，无咳嗽、咳痰，无发热，无头晕、晕厥，无反酸、烧心等，间断发作，每次持续约30分钟，劳累、饱食、情绪激动后发作，休息后可自行缓解，未予诊治，3天前上症加重，偶感胸痛、头晕，遂急来我科就诊。心电图示：窦性心律，心率79次/分，ST-T轻度异常改变。现症见：胸闷、心慌、气短，偶感胸痛，头晕，食纳差，夜休差，小便频数，大便稀，脉涩。

方药

桃仁15g	红花12g	川芎12g
赤芍12g	牛膝9g	黄芪12g
酸枣仁（炒）30g		桂枝9g
炙甘草6g	山茱萸12g	
熟地黄12g		

复诊时间 2018年3月14日（图5-12）。服药后胸闷、心慌、气短明显减轻，五心烦热，腰膝酸软，睡眠稍有改善，小便正常，大便稍溏。

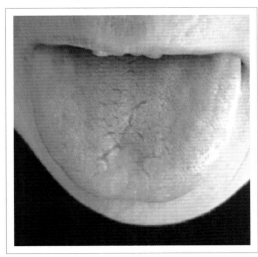

图5-12 治疗后

舌象特征 舌暗红，苔薄白。

3.胸痹：气虚血瘀证二

李某，男，62岁。

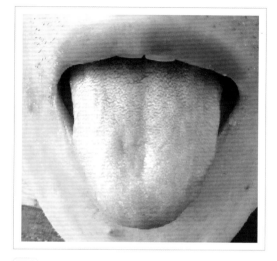

图5-13 治疗前

初诊时间 2018年3月4日（图5-13）。

主诉 阵发性胸闷、气短1年，再发加重1周。

现病史 患者1年前活动后出现阵发性胸闷、气短，无胸痛、心慌，无咳嗽、咳痰，无发热，无头晕、晕厥，无反酸、烧心等，自服"复方丹参滴丸8丸"后，症状缓解，3天前上症再发加重，遂急来我科就诊。心电图示：左前束支传导阻滞，窦性心动过速，心率106次/分。现症见：胸闷、气短，活动后加重，食纳可，夜休可，小便尚可，大便秘结，脉细涩。

舌象特征 舌暗紫，苔腻。

西医诊断 冠心病，不稳定型心绞痛，心功能Ⅱ级。

中医诊断 胸痹，气虚血瘀。

治则治法 行气活血，通脉止痛。

方药

桃仁12g	红花12g	川芎12g
赤芍12g	牛膝9g	黄芪20g
桂枝9g	炙甘草6g	
山茱萸9g	红花9g	

复诊时间 2018年3月18日（图5-14）。服药后胸闷、气短明显减轻，睡眠好，小便正常，大便偏干。

舌象特征 舌淡暗，苔薄白。

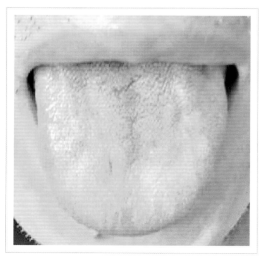

图5-14 治疗后

4.胸痹　气虚血瘀证三

王某，男，70岁。

初诊时间　2018年3月11日（图5-15）。

主诉　阵发性胸痛5年，加重4小时。

现病史　患者5年前无明显诱因出现胸痛，持续4～5分钟，服用"速效救心丸6粒"后可缓解，无头晕、头痛，无出汗，无心慌、气短，无反酸、恶心等不适，病情反复发作，在当地医院诊治，诊断"冠心病"，之后规律服用"阿司匹林肠溶片75mg1次/日，辛伐他汀10mg1次，单硝酸异山片50mg1次/日"，症状稍缓解。4小时前休息中突然出现胸痛，持续约30分钟，伴气短，汗出，乏力，立即服用"速效救心丸6粒"，症状无明显缓解，遂急来我科就诊。心电提示：窦性心律，T波改变。急查心肌酶提示：LDH 325UL，HBDH 230U/L，CKMB 39U/L。心肌标志物未见异常。现症见：间断胸痛，汗出，乏力，食纳可，夜休可，二便调。

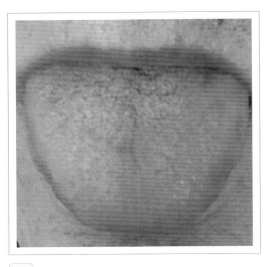

图5-15　治疗前

舌象特征　舌暗紫，苔少，脉细涩。

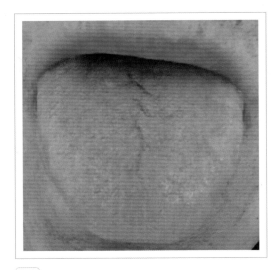

图5-16　治疗后

西医诊断　冠心病，不稳定型心绞痛，心功能Ⅱ级。

中医诊断　胸痹，气虚血瘀。

治则治法　行气活血，通脉止痛。

方药

桃仁12g	红花12g	川芎12g
赤芍12g	牛膝9g	黄芪20g
桂枝9g	炙甘草6g	红花9g

复诊时间　2018年3月25日（图5-16）。服药后胸痛明显减轻，无汗出，乏力减轻，大便正常。

舌象特征　舌淡暗，苔薄白。

5.胸痹　气虚血瘀证四

肖某，男，76岁。

初诊时间　2018年3月15日（图5-17）。

主诉　发作性胸闷、气短、心慌半年余，再发加重1天。

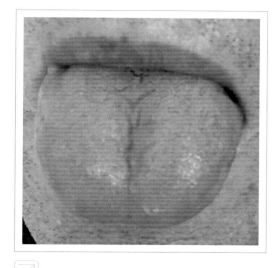

图5-17　治疗前

现病史　患者诉半年前于劳累后出现胸闷、气短，伴有心慌、头晕，无胸痛，无恶心、呕吐，无黑矇，无视物旋转，无耳鸣，无咳嗽、咳痰。每次持续约10分钟左右，休息后无缓解，遂于某医院住院治疗，诊断为心律失常，行射频消融术治疗后，症状有所缓解。1天前上述症状再次发作并加重，休息后逐渐缓解，今为进一步诊治，就诊于我科。查心电图示：窦性心律，ST-T异常改变。现症见胸闷、气短，心慌，伴有头晕，汗出，活动后加重，休息后缓解，纳可，夜休可，二便调。

舌象特征　舌暗紫，苔少，脉细涩。

西医诊断　冠心病，不稳定型心绞痛，心功能Ⅱ级。

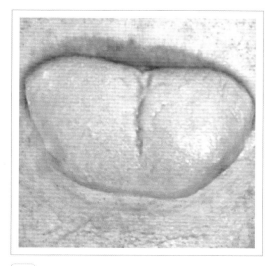

图5-18　治疗后

中医诊断　胸痹，气虚血瘀。

治则治法　行气活血，通脉止痛。

方药

瓜蒌12g	薤白9g	半夏9g
红花9g	桃仁12g	白术12g
川芎12g	赤芍12g	牛膝9g
黄芪20g	桂枝9g	
炙甘草6g		

复诊时间　2018年3月25日（图5-18）。服药后胸闷、气短明显减轻，无汗出，心慌减轻，大便正常。

舌象特征　舌淡暗，苔薄白。

6. 胸痹　气虚血瘀证五

田某，男，56岁。

初诊时间　2018年3月6日（图5-19）。

主诉　间断性胸闷痛1年，加重1天。

现病史　患者于1年前劳累后出现胸闷痛，每次持续5～6分钟，自行口服"单硝酸异山梨酯1片"后，症状稍缓解，无心慌、气短，无发热，无咳嗽、咳痰，无头晕，头痛，无恶心、呕吐等。就诊于当地医院，查心电图示：窦性心律，左束支传导阻滞，室性早搏。颅脑CT示：左叶软化，多发腔隙性梗死，脑白质脱髓鞘改变。心脏B超示：左心室增大，左心室室壁运动幅度减低，左心室舒张功能受损、收缩功能减低，彩色血流未见异常，心律不齐。诊断为："冠心病，不稳定型心绞痛，心功能Ⅲ级；高血压病3级"，住院治疗后好转出院，出院后未系统服药。后间断发作。1天前上症再发加重，遂急来我科就诊，查心电图示：窦性心律，心率73次/分，ST-T轻度异常。入院症见：间断性胸闷痛，汗出，活动后加重，休息后缓解，纳可，夜休差，二便调，脉细涩。

舌象特征　舌暗，苔微黄。

西医诊断　冠心病，不稳定型心绞痛，心功能Ⅱ级；高血压3级（极高危）。

中医诊断　胸痹，气虚血瘀。

治则治法　行气活血，通脉止痛。

方药

瓜蒌12g	薤白9g	黄芩9g
茯神9g	桃仁12g	红花12g
酸枣仁30g	赤芍12g	当归9g
黄芪20g	桂枝9g	
炙甘草6g		

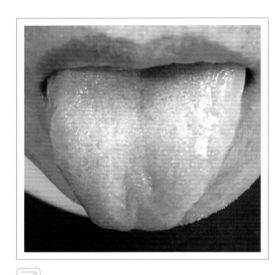

图5-19　治疗前

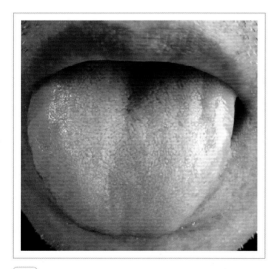

图5-20　治疗后

复诊时间　2018年3月25日（图5-20）。服药后胸闷、胸痛明显减轻，无汗出，失眠减轻。

舌象特征　舌淡暗，苔薄白。

7. 胸痹　气虚血瘀证六

吕某，女，59岁。

初诊时间　2018年3月9日（图5-21）。

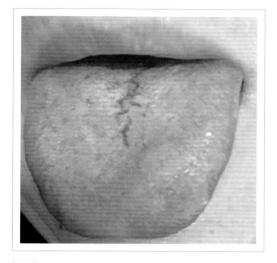

图5-21　治疗前

主诉　阵发性胸闷、气短半年，加重2天。

现病史　患者半年前活动后出现胸闷、气短，伴头晕，休息后可减轻，无胸痛、放射痛，无恶心、呕吐等，未予以治疗。2天前患者因劳累后再次出现胸闷、气短伴头晕，遂来我院门诊。行心电图示：窦性心律，完全性左束支传导阻滞。心脏B超示：室间隔增厚，左心室下壁运动幅度减低，左心室壁运动不协调，左心室舒张功能受损、收缩功能正常，彩色血流未见异常。入院症见：胸闷，气短，头晕，乏力，食纳可，夜休可，二便正常，脉涩。

舌象特征　舌暗紫，苔少。

西医诊断　冠心病，不稳定型心绞痛，心功能Ⅱ级。

中医诊断　胸痹，气虚血瘀。

治则治法　补气活血，通脉止痛。

方药

桃仁15g	红花12g	川芎12g
赤芍12g	牛膝9g	黄芪12g
桂枝9g	瓜蒌12g	薤白20g
炙甘草6g	山茱萸12g	

复诊时间　2018年3月23日（图5-22）。服药后胸闷明显减轻，无汗出，乏力、气短减轻。

舌象特征　舌淡暗，苔薄白。

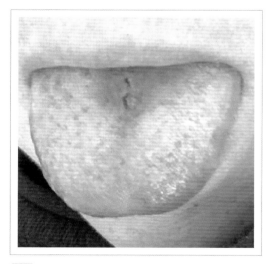

图5-22　治疗后

8. 胸痹 气虚血瘀证七

李某，女，61岁。

初诊时间 2018年3月16日（图5-23）。

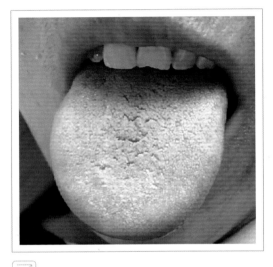

图5-23 治疗前

主诉 阵发性胸痛2年，再发伴加重1天。

现病史 患者于2年前因情绪激动出现胸痛，无心慌、气短，无头晕，无黑朦，无反酸、烧心等，每次持续数秒钟缓解，数月发作一次，未系统诊治。于1天前打麻将时出现胸痛，向左侧后肩部及左上肢放射，持续约20分钟，休息后缓解，后间断出现并加重，自服"果糖片、复方丹参滴丸"，症状不缓解，遂急来我科就诊。测血压166/94mmHg，心电图示：窦性心律，心肌缺血。现症见：间断胸痛，食纳可，夜休可，二便调，脉细涩。

舌象特征 舌暗，苔微黄。

西医诊断 冠心病，不稳定型心绞痛，心功能Ⅱ级；高血压2级（高危）。

中医诊断 胸痹，气虚血瘀。

治则治法 行气活血，通脉止痛。

方药

瓜蒌12g	薤白9g	黄芩9g
茯神9g	桃仁12g	红花12g
酸枣仁30g	赤芍12g	当归9g
黄芪20g	桂枝9g	
炙甘草6g		

复诊时间 2018年3月23日（图5-24）。

服药后胸痛明显减轻，睡眠好。

舌象特征 舌淡暗，苔薄白。

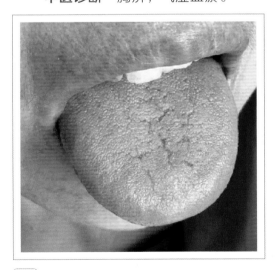

图5-24 治疗后

9. 胸痹　痰瘀互结证一

张某，男，70岁。

初诊时间　2018年3月15日（图5-25）。

主诉　间断性胸闷、气短20余年，再发加重1周。

现病史　患者于20余年前劳累后出现胸闷、气短，偶有胸痛，持续2～3分钟，无放射痛，无头晕，无视物旋转，无恶心、呕吐、反酸、烧心等，于某医院就诊，诊断为"冠心病"，行冠脉造影提示三支病变，LAD中远段多发性狭窄70%～80%，中远段可见心肌桥，D2近段狭窄95%，LCX中段狭窄70%，RCA近中段狭窄50%，远段分叉前狭窄60%～70%，给予静脉输液及口服异乐定治疗，好转后出院。此后上述症状每遇活动后发作，自服"速效救心丸6粒"，约半小时可缓解，1周前上述症状再发加重，口服药物效果不佳，今为求进一步诊治，来我院就诊。现症见：胸闷、气短，活动后加重，偶有胸痛，食纳可，夜休差，大、小便可，脉滑。

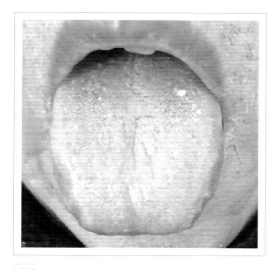

图5-25　治疗前

舌象特征　舌质暗，胖大有齿痕，苔淡黄腻。

西医诊断　冠心病，不稳定型心绞痛，心功能Ⅱ级。

中医诊断　胸痹，痰瘀互结。

治则治法　行气化痰，活血化瘀。

方药

桃仁12g	红花12g	川芎12g
赤芍12g	瓜蒌12g	薤白12g
半夏9g	陈皮12g	芍药12g
远志12g	茯苓9g	
炒酸枣仁30g	炙甘草20g	

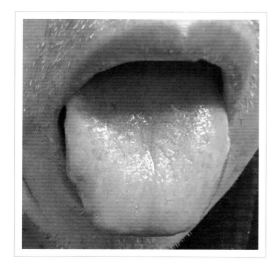

图5-26　治疗后

复诊时间　2018年3月29日（图5-26）。

服药后胸闷、气短明显减轻，无胸痛，小便正常，大便偏干。

舌象特征　舌淡暗，苔薄白。

10.胸痹　痰瘀互结证二

刘某，男，80岁。

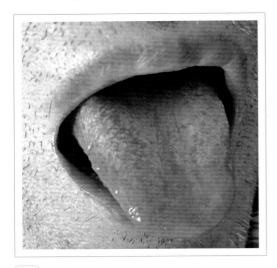

图5-27　治疗前

初诊时间　2018年3月15日（图5-27）。

主诉　间断性胸闷、气短1年，加重2天。

现病史　患者1年前活动时出现胸闷，性质为憋闷感，部位在胸骨中上段后，局限、不放射，伴气短，持续约2分钟，经休息后可缓解，无胸痛、心慌，无汗出，无头晕、黑矇，无咳嗽、咳痰，无恶心、呕吐。未予重视，2天前上症加重，遂来我科就诊。查心电图示：完全性右束支传导阻滞，ST-T轻度异常。现症见：劳力性胸闷、气短，休息后可缓解，食纳欠佳，夜休差，小便量少，大便尚可，脉滑。

舌象特征　舌暗，苔腻。
西医诊断　冠心病，不稳定型心绞痛，心功能Ⅱ级。
中医诊断　胸痹，痰瘀互结。
治则治法　行气化痰，活血化瘀。

方药

桃仁12g	红花12g	厚朴12g
赤芍12g	瓜蒌12g	薤白12g
半夏9g	陈皮12g	山楂12g
炒酸枣仁30g	莱菔子12g	
茯苓9g	炙甘草20g	

复诊时间　2018年3月22日（图5-28）。
服药后胸闷明显减轻，睡眠好，乏力、气短减轻。

舌象特征　舌淡暗，苔薄白。

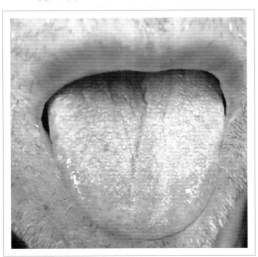

图5-28　治疗后

11. 胸痹 痰瘀互结证三

蔡某，女，85岁。

初诊时间 2018年3月12日（图5-29）。

主诉 间断性胸闷、气短7月，加重伴头晕7天。

现病史 患者7个月前无明显诱因出现胸闷、气短，伴汗出，无胸痛，无黑矇，无恶心、呕吐，无反酸、烧心等，休息后无明显缓解，为求进一步诊治，遂来我院就诊。在我科行心电图提示：急性广泛前壁心肌梗死。急诊行冠脉造影术备PCI术，经治疗好转出院，出院后口服"拜阿司匹100mg1次/日，阿托伐他汀钙片20mg1次/日，氯吡格雷75mg1次/日，倍他乐克6.25mg1次/日"，症状控制尚可，1周前患者再次出现胸闷、气短，伴头晕，遂来我科就诊，行心电图示：窦性心律，ST-T轻度异常。入院症见：胸闷、气短，不能平卧，食纳差，夜休欠佳，二便正常，脉滑。

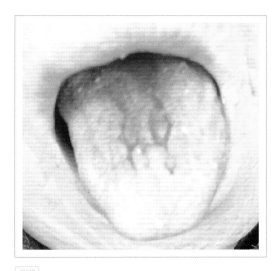

图5-29 治疗前

舌象特征 舌紫暗，苔腻。

西医诊断 冠心病，不稳定型心绞痛，心功能Ⅱ级；PCI术后。

中医诊断 胸痹，痰瘀互结。

治则治法 行气化痰，活血化瘀。

方药

桃仁15g	红花15g	厚朴15g
赤芍12g	瓜蒌12g	薤白12g
半夏9g	陈皮12g	山楂12g
炒酸枣仁30g	莱菔子12g	
茯苓15g	炙甘草6g	

复诊时间 2018年3月26日（图5-30）。
服药后胸闷、气短、头晕明显减轻，睡眠好。

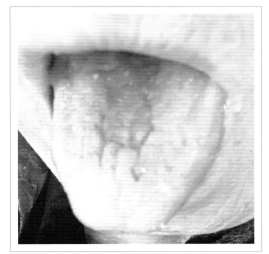

图5-30 治疗后

舌象特征 舌淡暗，苔白腻。

12.胸痹　痰热腑实证

牟某，男，32岁。

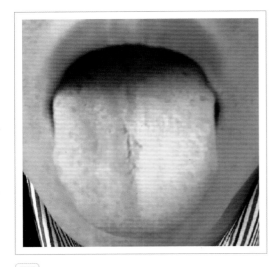

图5-31　治疗前

舌象特征　舌红，苔黄腻。
西医诊断　冠心病，不稳定型心绞痛，心功能Ⅰ级；心律失常，窦性心动过速。
中医诊断　胸痹，痰热腑实。
治则治法　泄热通腑，行气化痰。

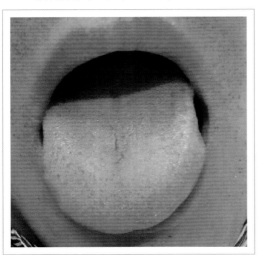

图5-32　治疗后

初诊时间　2018年3月12日（图5-31）。
主诉　发作性胸痛、气短2年，再发加重1天。
现病史　患者2年前在西藏高原地区生活出现胸痛、气短，持续时间约10分钟，偶有心慌，自服"复方丹参丸8-10丸"后症状可缓解，无气短，无头晕、头痛，无恶心、呕吐，无反酸、烧心。1天前上述症状再发加重，为求进一步诊治，遂来我科就诊。急查心电图，结果示：窦性心动过速，心率140次/分，ST-T段轻微异常。现症见：胸痛、气短、心慌，乏力，腹胀，食纳差，夜休可，大便干，脉滑数。

方药

瓜蒌15g	薤白12g	半夏2g
黄芩12g	厚朴9g	茯苓9g
莱菔子30g	焦山楂12g	枳实9g
炙甘草6g	酒大黄12g	

复诊时间　2018年3月26日（图5-32）。服药后胸痛、气短明显减轻，大便正常，偶有气短、乏力。
舌象特征　舌淡暗，苔薄白。

13.胸痹　阳虚血瘀证

穆某，女，61岁。

初诊时间　2018年3月13日（图5-33）。

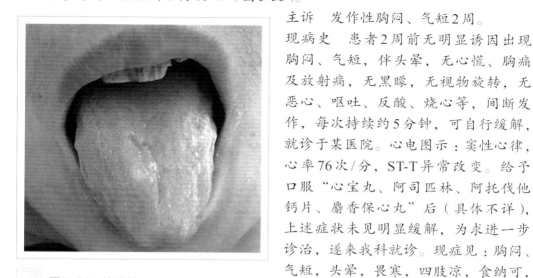

图5-33　治疗前

舌象特征　舌紫暗，苔少。

西医诊断　冠心病，不稳定型心绞痛，心功能Ⅰ级。

中医诊断　胸痹，阳虚血瘀。

主诉　发作性胸闷、气短2周。

现病史　患者2周前无明显诱因出现胸闷、气短，伴头晕，无心慌、胸痛及放射痛，无黑矇，无视物旋转，无恶心、呕吐、反酸、烧心等，间断发作，每次持续约5分钟，可自行缓解，就诊于某医院。心电图示：窦性心律，心率76次/分，ST-T异常改变。给予口服"心宝丸、阿司匹林、阿托伐他钙片、麝香保心丸"后（具体不详），上述症状未见明显缓解，为求进一步诊治，遂来我科就诊。现症见：胸闷、气短，头晕，畏寒，四肢凉，食纳可，夜休可，二便调，脉涩。

治则治法　活血温阳，补气化瘀。

方药

瓜蒌15g	薤白12g	赤芍9g
香附9g	川芎12g	桃仁12g
红花12g	丹参9g	黄芪20g
炙甘草6g	桂枝10g	

复诊时间　2018年3月27日（图5-34）。服药后胸闷、气短、头晕明显减轻，四肢转温，畏寒减轻，大便正常。

舌象特征　舌淡暗，苔薄白。

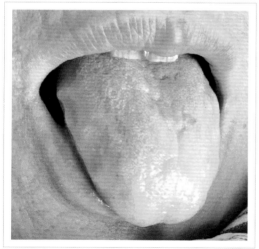

图5-34　治疗后

14.胸痹　心血瘀阻证一

朱某，男，73岁。

初诊时间　2018年3月19日（图5-35）。

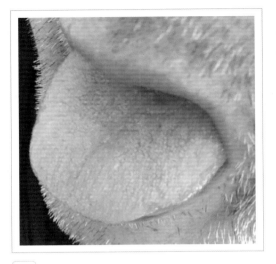

图5-35　治疗前

主诉　反复胸闷3年，加重2天。

现病史　患者3年前无诱因出现胸闷，伴心慌、气短，呈阵发性，持续时间长短不一，劳累后加重，休息后缓解，无胸痛，无咳嗽、咳痰，无恶心、呕吐、反酸、烧心等，症状时轻时重，在当地医院诊断"冠心病"，平时口服阿司匹林肠溶片（拜阿司匹灵）100mg

qd，阿托伐他汀钙片20mg　qnd，间断发作。2天前上症加重，遂急来我科就诊。心电图示：窦性心律，大致正常心电图。现症见：胸闷，心慌、气短，纳食可，夜休可，大小便正常。

舌象特征　舌暗紫有瘀点，苔少，脉细涩。

西医诊断　冠心病，不稳定型心绞痛，心功能Ⅱ级。

中医诊断　胸痹，心血瘀阻。

治则治法　行气活血，化瘀通络。

方药

桃仁12g	红花12g	川芎12g
赤芍12g	牛膝9g	桂枝9g
炙甘草6g	薤白9g	红花9g
瓜蒌10g		

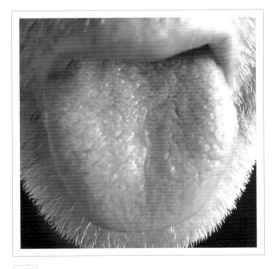

图5-36　治疗后

复诊时间　2018年3月26日（图5-36）。

服药后胸闷明显减轻，无汗出，心慌、气短减轻。

舌象特征　舌淡暗，苔薄白。

15.胸痹　心血瘀阻证二

豆某，男，61岁。

初诊时间　2018年3月12日（图5-37）。

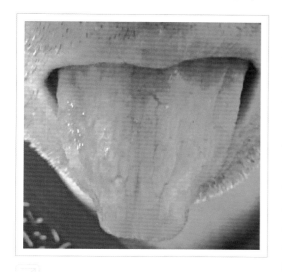

图5-37　治疗前

主诉　间断性胸闷、气短5年，加重2天。

现病史　患者于5年前无明显诱因出现胸闷、气短等，无胸痛及放射痛，无心慌，无头晕、晕厥、黑矇，无视物旋转，无恶心、呕吐，无反酸、烧心等，当时就诊于我院门诊，给予口服药物治疗后（具体不详），上述症状明显好转。此后上述症状每遇活动后发作，休息后缓解，病情控制尚可。2天前患者活动后突发胸闷、气短，遂急来我科就诊。行心电图示：窦性心律，心率67次/分，ST-T异常改变。现症见：胸闷、气短、食纳可，夜休差，小便尚可，大便干结，脉细涩。

舌象特征　舌暗紫，苔少。

西医诊断　冠心病，不稳定型心绞痛，心功能Ⅱ级。

中医诊断　胸痹，心血瘀阻。

治则治法　行气活血，通脉止痛。

方药

桃仁12g	红花12g	川芎12g
赤芍12g	牛膝9g	黄芪20g
桂枝9g	炙甘草6g	红花9g
瓜蒌10g	薤白9g	
酸枣仁30g		

复诊时间　2018年3月26日（图5-38）。

服药后胸闷明显减轻，睡眠好，乏力、气短减轻。

舌象特征　舌淡暗，苔薄白。

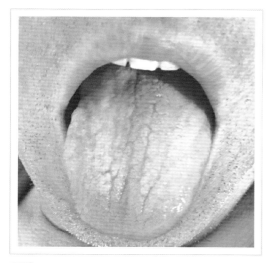

图5-38　治疗后

16. 胸痹　痰瘀腑实证

张某，男，65岁。

初诊时间　2018年3月16日（图5-39）。

主诉　发作性胸闷、气短10余年，再发加重10天。

现病史　患者10余年前劳累后出现胸闷、气短，无胸痛及放射痛，无头晕、恶心、呕吐等，无咳嗽、咳痰，无反酸、烧心，持续约15分钟，休息或自服"速效救心丸"后缓解，当时未予重视，未进一步就诊。此后上述症状因劳累或情绪激动反复发作，发作性质、程度同前，持续时间逐渐延长，曾于2013年就诊于某医院，住院期间行冠状动脉造影术，提示"冠心病"，予以口服"阿司匹林肠溶片100mg qd，阿托伐他汀钙片80mg　qd"，经治疗后病情好转出院。10天前上述症状再次发作，伴有汗出，遂急来我科就诊。现症见：胸闷、气短，汗出，食纳差，夜休可，二便正常，脉弦涩。

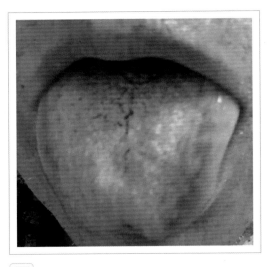

图5-39　治疗前

舌象特征　舌暗，苔白厚腻。

西医诊断　冠心病，不稳定型心绞痛，心功能Ⅱ级。

中医诊断　胸痹，痰瘀腑实。

治则治法　行气化痰，通腑泄浊。

方药

瓜蒌15g	薤白12g	厚朴9g
酒大黄9g	枳实12g	陈皮12g
浙贝母12g	天麻9g	甘草9g
茯苓12g	山楂20g	红花12g
莱菔子12g	桃仁9g	赤芍9g

复诊时间　2018年3月23日（图5-40）。服药后胸闷明显减轻，食欲好，乏力、气短减轻。

舌象特征　舌淡暗，苔薄白。

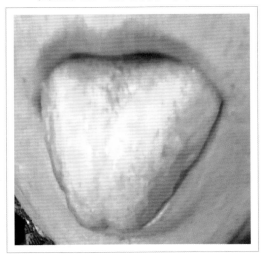

图5-40　治疗后

第三节　心悸

1. 心悸　肝肾阴虚证

王某，女，71岁。

初诊时间　2018年3月2日（图5-41）。

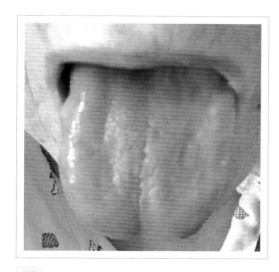

图5-41　治疗前

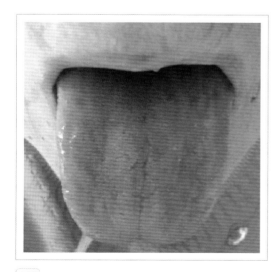

图5-42　治疗后

主诉　发作性心慌、气短20年，再发加重2天。

现病史　患者20年前活动后出现心慌、气短，伴乏力，无咳嗽、咳痰，无发热，无头晕、晕厥，无反酸、烧心等，间断发作，每次持续20分钟，活动后发作，休息后可缓解，曾多次于当地医院住院治疗，给予对症支持治疗（具体不详），出院后间断口服"复方丹参滴丸6丸　qd"，病情控制较理想。2天前上症发作加重，遂急来我科就诊。心电图示：异位心律，快速心房纤颤。现症见：心慌、气短、乏力，头晕，耳鸣，五心烦热，腰膝酸软，夜休差，小便黄，大便干，脉细数。

舌象特征　舌红少津，苔少。

西医诊断　心律失常，快速型房颤。

中医诊断　心悸，肝肾阴亏。

治则治法　滋补肝肾，养心安神。

方药

当归15g	生地黄12g	沙参12g
麦冬12g	川楝子9g	知母12g
酸枣仁（炒）30g		茯苓9g
炙甘草6g	川芎10g	
山茱萸12g		

复诊时间　2018年3月10日（图5-42）。

服药后心慌，头晕，耳鸣明显减轻，五心烦热，腰膝酸软，睡眠稍有改善，小便黄，大便稍干。

舌象特征　舌暗红，苔薄白。

2.心悸　阴虚火旺证

闫某，女，50岁。

初诊时间　2018年3月13日（图5-43）。

主诉　阵发性心慌、胸闷，盗汗2个月，再发加重3天。

现病史　患者2月前感冒后出现心慌、胸闷、气短，呈间断性发作，无头晕、头痛，无胸痛，无发热，无反酸、恶心。无黑矇、晕厥等不适，在某医院做心电图，结果示：窦性心律，频发房性早搏，心肌缺血。考虑为：心律失常——频发房性早搏，给予口服"倍他乐克25mg　2次/日，参松养心胶囊4粒　3次/日"后，仍出现间断胸闷、心慌。气短。3天前上症再发加重，五心烦热，遂急来我科就诊。做心电图示：窦性心律，房性早搏，心肌缺血。现症见：间断心慌、胸闷、气短，盗汗，五心烦热，食纳可，夜休差，小便黄，脉细数。

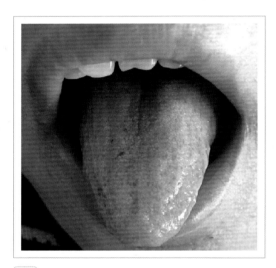

图5-43　治疗前

舌象特征　舌尖红，苔少。

西医诊断　心律失常，频发房性早搏。

中医诊断　心悸，阴虚火旺。

治则治法　滋阴降火，养心安神。

方药

当归15g	生地黄12g	沙参12g
黄芩12g	山茱萸12g	知母12g
炒酸枣仁30g	茯苓9g	
炙甘草6g	川芎9g	

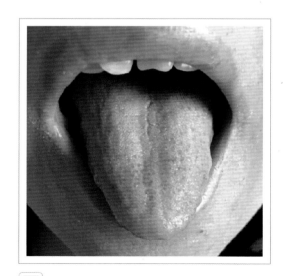

图5-44　治疗后

复诊时间　2018年3月27日（图5-44）。服药后胸闷、气短、盗汗明显减轻，五心烦热、失眠减轻，小便淡黄。

舌象特征　舌淡红，苔薄白。

3.心悸 气虚血瘀证一

许某，女，75岁。

初诊时间 2018年3月15日（图5-45）。

主诉 反复心慌、气短6余年，再发加重1周。

现病史 患者6年前劳累后出现心慌、胸闷、气短，无胸痛及放射痛，无反酸、烧心，无发热、咳嗽、咳痰，无头晕、黑矇，持续约5分钟，休息后稍缓解，就诊于当地医院，考虑为"冠心病、心律失常"，予以对症治疗（具体不详），经治疗后症状缓解，出院后间断服药，病情仍反复发作，1周前感冒后上述症状再发并加重，伴有乏力、出汗，以活动后为著，遂于我科就诊。查心电图，结果示：异位心律，心率150次/分，房颤。现症见：心慌、胸闷，气短，乏力，汗出，恶心，纳差，夜休差，大便干，脉细涩。

舌象特征 舌紫暗，苔少。

西医诊断 冠心病，不稳定型心绞痛，心功能Ⅰ级；心律失常，快速型房颤。

中医诊断 心悸，气虚血瘀。

治则治法 活血化瘀，行气通络。

方药

瓜蒌15g	薤白12g	赤芍9g
党参15g	黄芪25g	桃仁12g
红花12g	桂枝9g	远志12g
厚朴9g	酒大黄9g	
炙甘草6g		

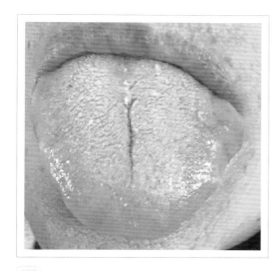

图5-45 治疗前

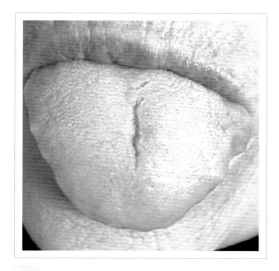

图5-46 治疗后

复诊时间 2018年3月29日（图5-46）。服药后胸闷、气短、心悸明显减轻，汗出、失眠减轻，小便淡黄。

舌象特征 舌淡暗，苔薄白。

4.心悸 气虚血瘀证二

李某，男，67岁。

初诊时间 2018年3月8日（图5-47）。

主诉 间断心慌、气短半年，再发伴头晕、乏力1周。

现病史 患者半年前无明显诱因出现胸闷、心慌、气短，偶头晕、头昏，伴恶心、乏力，无胸痛及放射痛，无晕厥、黑矇，无视物旋转，无反酸、烧心等，间断发作，每于活动及饱餐后发作，每次持续约30分钟，可自行缓解，就诊于我院，测血压160/70mHg，给予"富马酸比索洛尔23.5mg bid"控制血压，上述症状未见明显缓解。1周前感冒后上述症状再发，伴头晕、乏力，为求进一步诊治，遂来我科就诊。心电图示：窦性心律，心率56次/分，一度房室传导阻滞。入院症见：心慌、气短，头晕，乏力，食纳差，夜休差，二便调，脉细涩。

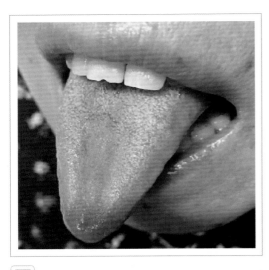

图5-47 治疗前

舌象特征 舌暗紫，苔少。

西医诊断 心律失常，一度房室传导阻滞；高血压2级（高危组）。

中医诊断 心悸，气虚血瘀。

治则治法 补气活血，化瘀通络。

方药

桃仁12g	红花12g	川芎12g
赤芍12g	牛膝9g	黄芪20g
桂枝9g	炙甘草6g	红花9g
麻仁20g	酸枣仁30g	山楂12g
远志12g		

复诊时间 2018年3月22日（图5-48）。
服药后心悸、气短明显减轻，头晕减轻，睡眠正常。

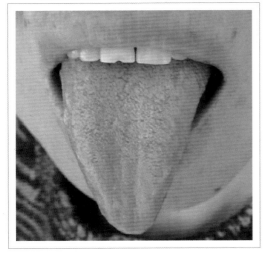

图5-48 治疗后

舌象特征 舌淡红，苔薄白。

5.心悸　痰热腑实证一

王某，男，71岁。

初诊时间　2018年3月8日（图5-49）。

主诉　阵发性心慌、气短半年，加重伴呼吸困难3天。

现病史　患者半年前活动后出现心慌、气短，休息后缓解，无胸前区疼痛，无咳嗽、咳痰，无胸痛、胸闷，无发热，无反酸、烧心，未予重视，于某医院住院治疗，测心率150次/分，余检查不详，诊断为"冠心病"，给予扩血管、改善心脏供血等对症治疗（具体不详），病情好转后出院，出院后规律口服"硝酸异山梨酯片40mg　qd"，"倍他乐克12.5mg　ad"，"地奥心血康软胶囊2片　tid，""阿司匹林片100mg　qd"。3天前上症加重，休息后不能缓解，伴呼吸困难，夜间不能平卧，无胸闷、胸痛，无发热，无咳嗽、咳痰，今为求进一步系统诊治，遂急来我科就诊。现症见：心慌、气短、呼吸困难，平卧加重，汗出，腹胀，纳差，夜休差，小便量少，大便秘结，脉滑数。

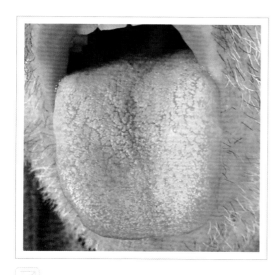

图5-49　治疗前

舌象特征　舌红，苔黄厚腻。

西医诊断　冠心病，不稳定型心绞痛，心功能IV级；心律失常，频发室性早搏。

中医诊断　心悸，痰热腑实。

治则治法　行气化痰，通腑泄热。

方药

瓜蒌15g	薤白12g	厚朴9g
酒大黄9g	枳实12g	陈皮12g
浙贝母12g	桂枝9g	甘草9g
黄芩9g	茯苓12g	

复诊时间　2018年3月22日（图5-50）。

服药后气短、心悸明显减轻，汗出、纳差减轻，大便正常。

舌象特征　舌淡暗，苔淡黄腻。

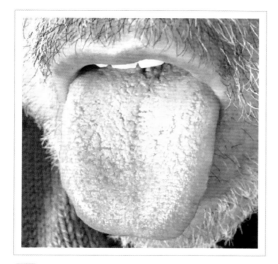

图5-50　治疗后

6.心悸 痰热腑实证二

尹某，女，82岁。

初诊时间 2018年3月12日（图5-51）。

主诉 间断性心慌、胸闷、气短5年余，加重2天。

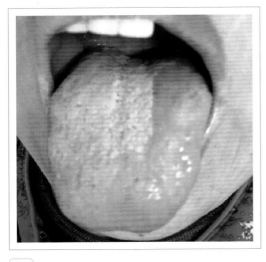

图5-51 治疗前

现病史 患者5年前情绪激动后出现心慌、胸闷、气短，无胸痛及放射痛，无头晕，无黑矇，无视物旋转等，发作时可持续35分钟，休息后可缓解，此后上述症状反复发作，曾在外院行心电图检查提示"心律失常、心肌缺血"，住院治疗后（具体不详）症状缓解，长期口服"稳心颗粒、单硝酸异山梨酯"，症状时好时坏，2天前患者于情绪激动后频繁出现心慌、胸闷，气短，伴乏力，今为求进一步诊治，遂来我科就诊。现症见：心慌、胸闷、气短、乏力，偶有头痛、头晕、反酸、烧心等，食纳差，夜休差，小便正常，大便秘结，脉弦涩。

舌象特征 舌暗，苔黄厚腻。

西医诊断 冠心病，不稳定型心绞痛，心功能Ⅱ级；心律失常，室上性心动过速。

中医诊断 心悸，痰热腑实。

治则治法 行气化痰，通腑泄热。

方药

瓜蒌15g	薤白12g	厚朴9g
酒大黄9g	枳实12g	陈皮12g
浙贝母12g	天麻9g	甘草9g
黄芩9g	茯苓12g	
酸枣仁20g		

复诊时间 2018年3月19日（图5-52）。

服药后胸闷、气短、心悸明显减轻，大便正常，睡眠好。

舌象特征 舌淡暗，苔薄白。

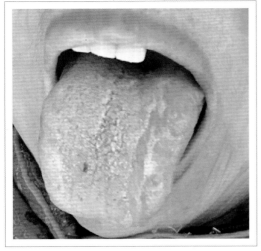

图5-52 治疗后

7. 心悸　心血不足证一

姚某，男，65岁。

初诊时间　2018年3月12日（图5-53）。

主诉　阵发性心慌、胸闷、气短10余天。

现病史　患者10天前因感冒后出现心慌、胸闷、气短，呈间断性发作，无头痛、无发热、出汗，无反酸、烧心，无黑矇、晕厥等不适。于某医院就诊，做心电图提示：窦性心律，频发房性早搏，部分呈三联律。动态心电图提示：窦性心律，频发房性早搏，部分呈二联律，房性早搏形成短阵房速。胸部X线片提示：心、肺未见明显异常。心脏B超提示：各心腔大小及大血管内径未见异常；左心室壁运动欠协调；左心室舒张功能受损、收缩功能正常；二尖瓣、三尖轻度反流；心律不齐。电解质未见异常。诊断为：心律失常——频发房性早搏给予口服"倍他乐克25mg　2次/日、参松养心胶囊4粒　3次/日"，服药后上症较前减轻。今为求进一步诊治，遂来我科就诊。现症见：间断心慌、胸闷、气短，乏力，活动后加重，食纳可，夜休差，二便调，脉细弱。

舌象特征　舌淡，苔白。

西医诊断　冠心病，不稳定型心绞痛，心功能Ⅱ级；心律失常，频发室上性心动过速。

中医诊断　心悸，心血不足。

治则治法　补血养心，益气安神。

方药

龙眼肉15g	人参12g	白术9g
茯苓9g	炙甘草6g	黄芪12g
酸枣仁20g	当归12g	木香9g
远志12g		

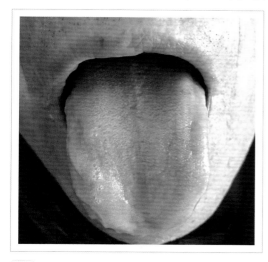

图5-53　治疗前

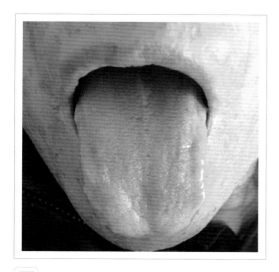

图5-54　治疗后

复诊时间　2018年3月19日（图5-54）。

服药后胸闷、气短、心悸明显减轻，乏力减轻，睡眠好。

舌象特征　舌淡暗，苔薄白。

8.心悸 心血不足证二

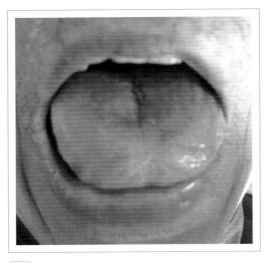

图5-55 治疗前

舌象特征 舌淡，苔薄。

西医诊断 心律失常，窦性心动过缓。

中医诊断 心悸，心血不足。

治则治法 补养气血，养心安神。

李某，男，71岁。

初诊时间 2018年3月6日（图5-55）。

主诉 心慌、气短、头晕1天。

现病史 患者1天前出现心慌、气短，伴头晕、黑矇，持续数秒后自行缓解，遇劳则发，神疲乏力，无胸闷、胸痛，无发热，无视物旋转，无恶心、呕吐等，自服"倍他乐克1片"后，症状稍缓解。后症状发作频发，为求进一步诊疗，遂急来我科就诊。行心电图提示：窦性心动过缓，心率45次/分。现症见：心慌、气短，头晕、神疲乏力，纳差，夜休欠佳，小便尚可，大便量少，脉细弱。

方药

黄芪20g	人参12g	白术12g
当归12g	炒酸枣仁30g	
芍药12g	远志12g	茯苓9g
炙甘草20g	木香10g	阿胶12g
大枣3枚		

复诊时间 2018年3月20日（图5-56）。

服药后心悸、气短明显减轻，头晕减轻，乏力减轻。

舌象特征 舌淡红，苔薄黄。

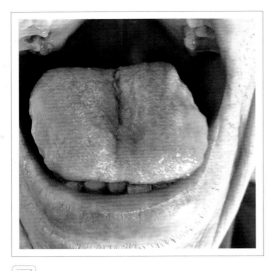

图5-56 治疗后

9. 心悸 肝肾阴亏证

赵某，女，82岁。

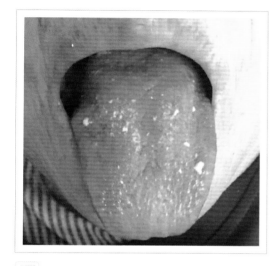

图5-57 治疗前

舌象特征 舌暗少津，苔少。
西医诊断 心律失常，快速型房颤。
中医诊断 心悸，肝肾阴亏。
治则治法 滋补肝肾，养心安神。

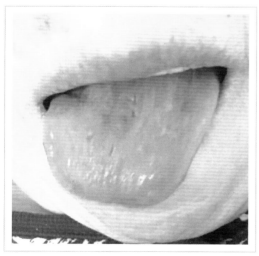

图5-58 治疗后

初诊时间 2018年2月24日（图5-57）

主诉 发作性心慌、气短40年，再发加重6天。

现病史 患者于40年前出现发作性心慌、气短，无胸闷、胸痛，无头晕、头痛，无发热、咳嗽、咳痰，未予重视，之后症状逐渐加重，就诊于当地医院，经治好转（具体不详），平时未系统服药。6天前上症再发伴加重，伴纳差、疲乏无力、头痛，为系统诊治，今日就诊于我科门诊。行心电图示：异位心律，心房纤颤，心肌缺血。现症见：心慌、气短、乏力，头痛，食纳差，夜休差，二便调，脉细数。

方药

当归15g	生地黄12g	沙参12g
麦冬12g	川芎9g	天麻12g
炒酸枣仁30g	茯苓9g	
炙甘草6g	黄芪20g	
山茱萸12g	炒麦芽10g	

复诊时间 2018年3月31日（图5-58）。服药后气短、心悸明显减轻，食欲正常，睡眠好。

舌象特征 舌淡红，苔薄黄。

10. 心悸 心血瘀阻证一

杜某，女，74岁。

初诊时间 2018年3月7日（图5-59）。

主诉 发作性心慌、胸闷、气短16年，再发伴头晕1天。

现病史 患者于16年前出现心慌、胸闷、气短，无胸痛及放射痛，无头晕，无视物旋转，无恶心、呕吐，无反酸、烧心等，每于活动及情绪激动后发作，每次持续约10分钟，休息后可缓解，就诊于当地医院，诊断为"冠心病"，给予对症支持治疗（具体不详）。经治好转出院后，一直口服"倍他乐克12.5mg bid、稳心颗粒1袋 tid"，上述症状仍反复发作。1天前上述症状再发伴头晕，无晕厥、黑矇、视物旋转，无恶心、呕吐等，行心电图示：频发室性早搏。为求进一步诊治，遂来我科就诊。现症见：心慌、胸闷、气短，头晕，乏力，汗出，食纳可，夜休差，小便正常，大便干，脉涩。

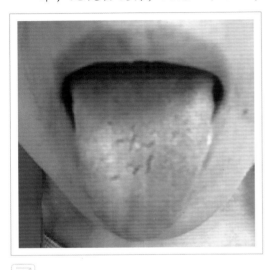

图5-59 治疗前

舌象特征 舌暗紫，苔少。

西医诊断 心律失常，频发室性早搏；冠心病，不稳定型心绞痛，心功能Ⅱ级。

中医诊断 心悸，心血瘀阻。

治则治法 活血化瘀，理气通络。

方药

桃仁15g	红花12g	川芎12g
赤芍12g	麻仁9g	厚朴12g
桂枝9g	酒大黄12g	阿胶9g
当归12g	炙甘草20g	

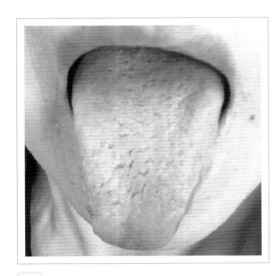

图5-60 治疗后

复诊时间 2018年3月21日（图5-60）。

服药后气短、心悸明显减轻，食欲正常，大便正常。

舌象特征 舌淡红，苔薄白。

11. 心悸　心血瘀阻证二

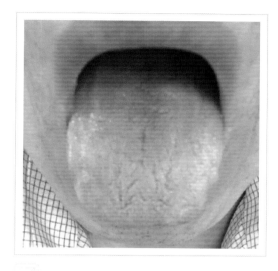

图5-61　治疗前

常某，男，56岁。

初诊时间　2018年3月13日（图5-61）。

主诉　阵发性心慌1个月，加重3天。

现病史　1个月前患者突发心慌，每次持续约10分钟，休息后可缓解，未予重视，未正规治疗及服用药物，3天前上症加重，伴胸闷、气短、头晕，无胸痛，无黑矇，无反酸、烧心，无发热，为求进一步诊疗，遂来我科就诊。行心电图示：窦性心律，三度房室传导阻滞。现症见：心慌，胸闷，气短，头晕，夜休差，小便尚可，大便秘结，脉细涩。

舌象特征　舌紫暗，苔少。
西医诊断　心律失常，三度房室传导阻滞。
中医诊断　心悸，心血瘀阻。
治则治法　活血化瘀，行气通络。

方药

瓜蒌12g	薤白12g	当归12g
桂枝9g	酸枣仁20g	桃仁12g
红花12g	远志12g	厚朴9g
酒大黄9g	炙甘草6g	

复诊时间　2018年3月27日（图5-62）。服药后心悸、气短明显减轻，头晕减轻，睡眠正常。

舌象特征　舌淡红，苔薄黄。

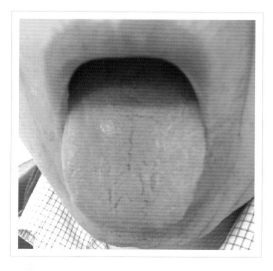

图5-62　治疗后